Volker Faust

# Depressionsfibel

Unter Mitarbeit von
Helga Baumhauer, Günter Hole
und Manfred Wolfersdorf

Mit einem
Geleitwort von
Prof. Dr. P. Kielholz
und Dr. C. Adams

2., durchgesehene Auflage

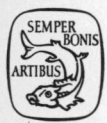

Gustav Fischer Verlag · Stuttgart · New York · 1989

Anschrift der Verfasser:

Prof. Dr. Volker Faust

Apothekerin Helga Baumhauer
Prof. Dr. Günter Hole
Privatdozent Dr. Manfred Wolfersdorf

Psychiatrisches Landeskrankenhaus
Weissenau, Abt. Psychiatrie I der
Universität Ulm
7980 Ravensburg-Weissenau

CIP-Titelaufnahme der Deutschen Bibliothek

**Faust, Volker:**
Depressionsfibel / Volker Faust. Unter Mitarb. von Helga Baumhauer...
Mit e. Geleitw. von P. Kielholz u. C. Adams. –
2., durchges. Aufl. – Stuttgart; New York: Fischer, 1989
 (Gustav-Fischer-Taschenbücher: Ärztliche Ratschläge)
 ISBN 3-437-00574-X

# Geleitwort

In den letzten Jahrzehnten haben die Gemütserkrankungen aus vielerlei Gründen zugenommen. Die Depression ist sozusagen die Krankheit unserer Zeit geworden. Der Kranke und seine Angehörigen dürfen aber die Zuversicht schöpfen, daß die leidvollen Tage überwunden werden können, denn der Arzt verfügt heutzutage über wirkungsvolle Behandlungsmethoden. Entscheidend jedoch ist, daß der Patient und die Familienmitglieder eng und vertrauensvoll mit dem Arzt zusammenarbeiten. Zudem kann es unter Umständen hilfreich sein, Freunde und Bekannte in ein Gespräch einzubeziehen, das sie über den Zustand des Kranken aufklärt und ihnen ihm gegenüber ein richtiges Verhalten ermöglicht.

Jeder, auch der Laie, kann einem Depressiven helfen. Aber das Helfen setzt Wissen und dessen sinnvolle Anwendung voraus, und das ist lernbar. »Der Zweck dieses Büchleins ist es«, schreiben die Autoren, »dem Betroffenen und allen, die neben dem Arzt zur Hilfe bereit sind, das notwendige Wissen zu vermitteln.«

Den Autoren ist es gelungen, einen Leitfaden zu schaffen, dem der Laie klare und überzeugende Informationen über das Problem der Depression entnehmen kann. So bleibt nur zu hoffen, daß die vorliegende »Depressionsfibel« eine weite Verbreitung findet, die u. a. dazu beitragen würde, dem depressiv Kranken in seinen Nöten verständnisvoll gegenüberzutreten.

Sommer 1987

Professor Dr. med. Dr. h. c.
Paul Kielholz, Präsident des
Internationalen Komitees für
Prophylaxe und Therapie der
Depression

Dr. med. Carlo Adams
Generalsekretär des
Internationalen Komitees
für Prophylaxe und Therapie
der Depression

# Inhalt

## Teil II
## Die Not des Depressiven und ihre Überwindung

## Teil III
## Bemerkungen zur antidepressiven Therapie

# TEIL I

## Die Depressionen

# Spät, beinahe zu spät – ein Hausarzt berichtet

»Eines Morgens wachte ich auf und wollte sterben«, sagte die junge Patientin mit tonloser Stimme.

Zuerst hatte ich sie gar nicht erkannt, als ich sie auf dem Flur in Begleitung ihres Mannes begrüßte. Ich dachte, er bringe mir irgendeine kranke Verwandte. Sie war vorher schon öfter in meiner Praxis gewesen, aber es war fast immer wegen der Kinder oder der Eltern. Seit Jahren kenne und betreue ich die Familie als Hausarzt und war deshalb ziemlich überrascht. Ein wenig verlegen bat ich um Nachsicht, während ich sie ins Sprechzimmer begleitete, der Tag sei lang und anstrengend gewesen. Sie lächelte gequält und sank wie ein Häufchen Elend auf ihren Stuhl.

Die 35jährige Frau war nie ernstlich krank gewesen, weder früher als Sekretärin noch jetzt als Hausfrau und Mutter von 3 Kindern. Es gab auch sonst keinerlei Probleme, wie der Ehemann versicherte. Niemand könne sich erklären, worauf diese plötzliche Veränderung zurückzuführen sei.

Sie saß da wie von einem schweren Schicksalsschlag gezeichnet, den es aber offenbar weit und breit nicht gegeben hatte. Sie wirkte um Jahre vorgealtert, mit müden Augen und stumpfem Blick, glanzlosem und fransigem Haar, matter und zugleich fahriger Gestik. Sie war nachlässig angezogen, so als hätte sie gerade ein paar x-beliebige Kleidungsstücke aus dem Schrank geholt. Während sie nach außen völlig erschöpft, ja leer und ausgebrannt wirkte, klagte sie, daß sie innerlich regelrecht vibriere in einer sinnlosen, kräftezehrenden Anspannung: »Meine Energie rinnt mir durch die Finger, ohne daß ich auch nur das Geringste zustande bringe.«

Zwar schien es zunächst, als ob die Veränderung wie ein Blitz aus heiterem Himmel eingetreten sei. Auch verschiedene Verwandte der Betroffenen erinnerten sich ziemlich übereinstimmend, daß dieser quälende Zustand erst vor wenigen Tagen am frühen Morgen über sie hereingebrochen war, »als ob man das Licht ausgeschaltet hätte«. Es erwies sich jedoch bald, daß es gewisse Zusammenhänge und Vorzeichen gegeben hatte, die freilich erst im nachhinein richtig beurteilt werden konnten.

So gab mir die Mutter der Patientin, die ich seit Jahren wegen ihres Diabetes behandle, als die Rede auf den Kummer mit ihrer Tochter kam (und auch da erst auf meine gezielten Fragen), einen wichtigen Hinweis:

Ihr Bruder habe auch Zeiten »schwerer Niedergeschlagenheit« durchgemacht, und die ganze Familie habe darunter gelitten. »Man hat immer nach einem Grund gesucht, aber keinen gefunden, und das war beinahe noch schlimmer, weil man ja nichts tun konnte«. Die Patientin wußte von diesen Leiden ihres Onkels nichts – man sprach nicht darüber.

Auch andere Verwandte erinnerten sich jetzt, daß sie schon seit einigen Wochen über eine ungewohnt rasche Ermüdung und eine eigentümliche Lustlosigkeit bei der Hausarbeit und sonstigen Beschäftigungen geklagt habe. Auch darüber, daß sie sich über nichts mehr freuen könne. Das sei nicht ihre Art, meinte ihr alter Vater, dem offenbar »dieses Familienunglück« schwer zu schaffen machte. Sie sei immer ein lebenslustiges, fleißiges, zuverlässiges und liebenswertes Geschöpf gewesen. So habe man ihren Zustand eine Zeitlang einfach als Folge von Überlastung angesehen, zumal sie sich von ihrer letzten Grippe nur sehr langsam erholt habe. Eine Hausfrau könne sich eben nie richtig erholen, fügte die Mutter hinzu. Man habe halt gemeinsam etwas mehr Hand angelegt, was hätte man sonst auch tun können?

Nie habe er Zeichen von Schwermut an ihr bemerkt, versicherte der Ehemann. Daran habe er schon gedacht, denn man lese ja über solche Dinge inzwischen allerlei in den Zeitschriften. Aber auch sie selbst habe es, darauf angesprochen, ausdrücklich verneint. Es gebe auch absolut keinen Grund. Sie habe im Gegenteil immer wieder beteuert, sie sei glücklich, es fehle ihr nichts und sie frage sich selber, woher diese Energielosigkeit und grundlose Resignation komme. Sie liebe ihn und die Kinder, und sie sei froh, daß sie sie alle habe. Aber genau da, fügte er etwas zaghaft hinzu, seien ihm schließlich doch Zweifel gekommen. Es leuchte ja ein, daß bei einem Erschöpfungszustand das sexuelle Verlangen nachlasse, dafür habe man auch Verständnis. Es sei aber nicht nur das gewesen. Er habe auch Zweifel an ihrer Zuneigung, an ihren Gefühlen für ihn, kurzum: an ihrer Liebe bekommen. Sie habe nämlich in letzter Zeit überhaupt einen so unterkühlten, teilnahmslosen Eindruck gemacht. Ein wenig verschämt rückte er schließlich damit heraus, er habe eine Weile sogar den Verdacht gehabt, seine Frau könnte einen Freund haben. Andererseits habe das alles nicht zusammengepaßt. »Es lag etwas über unserer Familie, das sich schwer beschreiben läßt. Etwas Drohendes, das nicht zu fassen war und das viel Kummer bereitete. Wir waren besorgt und ratlos.« Zwar sei er jetzt klüger, aber es ärgere ihn doch, daß man so lange untätig zugesehen und nicht schon früher einen Arzt aufgesucht habe. Denn das hätte ihm und der ganzen Familie manches ersparen können.

Ich hielt ihm entgegen, daß er sich keinen Vorwurf zu machen brauche. Woher hätte er denn wissen sollen, wie sich eine Depression entwickelt, welches ihre Ursachen und Erscheinungsformen sind? Man kann nicht die ganze Welt auf mögliche Depressionen vorbereiten. Das wäre auch um so schwieriger, als sich gerade die Depression häufig hinter der Maske vieler, zuerst banaler und schließlich überwiegend körperlicher Krankheiten verberge. In solchen Fällen sei es oft auch für den Arzt schwer, auf Anhieb die richtige Diagnose zu stellen, denn es muß ja immer erst genau geprüft werden, ob nicht doch ein organisches Leiden vorliegt. Nachher freilich sei man immer klüger.

Nun war zwar die Diagnose einer Depression gestellt und die Behandlung mit entsprechenden Medikamenten eingeleitet, für die Patientin war damit aber im Augenblick noch nicht viel gewonnen. Es schien sogar, als ob in den ersten Behandlungstagen die Beschwerden noch zunahmen, und es ist nicht auszuschließen, daß auch Nebenwirkungen der Medikamente dazu beigetragen haben. Vielleicht äußerte die junge Frau jetzt ihre Klagen auch offener – oder sie wurden ihr erst jetzt richtig bewußt. Jedenfalls fiel sie noch mehr in sich zusammen, so daß die Angehörigen den Haushalt und die Versorgung der Kinder fast gänzlich übernehmen mußten. Zum Glück wurde die Aufgabe besonders von den hilfsbereiten Eltern in vorbildlicher Weise übernommen, denn jetzt klagte die Kranke über quälende Schlaflosigkeit (obgleich der Ehemann meinte, sie scheine wenigstens stundenweise gut zu schlafen), über zermürbendes nächtliches Grübeln und ein Gefühl völliger Hoffnungslosigkeit. Dazu kam ein Druck wie »ein Berg auf der Brust« (ein bildhafter Ausdruck, der von Depressiven häufig gebraucht wird) und ein »bleischweres« Gefühl in den Beinen. Ferner spürte sie einen beständigen »Kloß im Hals«, hatte abwechselnd Hitzewallungen und Kälteschauer. Am schlimmsten habe sie jedoch eine entsetzliche Leere im Kopf und eine »erstarrende Gefühllosigkeit« empfunden – sie käme sich vor wie eine seelenlose Puppe.

Merkwürdigerweise war von Traurigkeit, Schwermut, Niedergeschlagenheit oder Weinen kaum die Rede – auch nicht auf gezielte Fragen hin. Vom Weinen wird freilich noch zu berichten sein.

Zunächst aber muß ich noch eine Schwierigkeit nachtragen, die gleich zu Beginn der Behandlung auftauchte: Alle Angehörigen hatten nämlich etwas gegen »Chemie«, was für sie gleichbedeutend mit »Gift« war. Deshalb machten sich besonders die Eltern für Heilpflanzen stark, die hätten doch früher auch geholfen. So mußte ich die ganze Familie einschließlich der Patientin erst einmal davon überzeugen, daß in ihrem, ja auch noch »verschleppten« Fall eine zuverlässige Wirkung vor allem von antidepressiven Präparaten zu erwarten sei. Ich hielt es auch für notwendig, eindringlich auf die genaue Beachtung der Einnahmevorschriften hinzuweisen, denn wie soll ein noch so gutes Medikament wirken, wenn es nicht regelmäßig eingenommen wird?

Ich hatte auch gleich zu Beginn betont, daß es kein wirksames Medikament ohne Nebenwirkungen gebe, und daß in unserem Fall anstelle der erwarteten Wirkung als erstes gewisse unerwünschte Begleiterscheinungen eintreten könnten. Dies war schon deshalb notwendig, weil im Beipackzettel der Präparate alle, auch selten vorkommende Nebenwirkungen aufgeführt sind und die Gefahr bestand, daß die Angst vor der »Chemie« dadurch noch gesteigert würde. Im übrigen aber beschränkte ich mich darauf zu versichern, daß sich Geduld und Durchhalten am Ende immer auszahlen.

Meine geduldige und offene Aufklärungsarbeit hatte jedenfalls den Erfolg, daß anfänglich auftretende Nebenwirkungen wie Mundtrockenheit, verstärkte Müdigkeit und gelegentlich beim Aufstehen einsetzende Schwindelgefühle und Sehstörungen ohne viel Aufhebens hingenommen wurden.

Eine kritische Phase trat nach etwa 3 Wochen Behandlung ein: Die Patientin brach plötzlich öfter in Tränen aus, ja sie konnte geradezu hemmungslos schluchzen. Obwohl sie selbst sagte, daß diese Weinkrämpfe sie eigentlich eher erleichterten, waren die Eltern doch recht verstört, zumal sie von verständnislosen und wichtigtuerischen Nachbarn noch zusätzlich verunsichert wurden. Was sollte denn das für einen Sinn haben, daß nach wochenlanger Behandlung alles nur noch schlimmer geworden sei? In der Tat hatten mich früher solche Situationen ziemlich in Verlegenheit gebracht. Ich hatte deshalb sogar einige Patienten verloren. Jetzt aber wußte ich aus langer Erfahrung, daß viele Depressive geradezu darunter leiden, nicht weinen zu können, daß sie von dieser täuschenden »tränenlosen Trauer« wie von einem Gefühlspanzer eingeengt werden, der keine Erleichterung durch natürliches Sichausweinen erlaubt. So waren denn diese Weinkrämpfe auch das erste sichere Anzeichen dafür, daß etwas in Bewegung kam.

Tatsächlich ging es von da an deutlich und stetig aufwärts. Allmählich ließ die innere Unruhe nach, der Schlaf besserte sich, und mit der fortschreitenden Entspannung hellte sich auch die Stimmung auf. Das Essen begann wieder zu schmecken, und mit dem wiederkehrenden Gefühl des Ausgeruhtseins und der Kräftigung stellte sich auch das Interesse an der Familie und der Hausarbeit wieder ein. Freilich gab es zwischendurch Tage, in denen es schlechter ging, und natürlich ging alles immer viel zu langsam. Aber die Patientin erschien dann doch nicht mehr in der Sprechstunde. Den letzten Kommentar zu dieser Krankengeschichte lieferte ihr Mann: »Sie hat ihr Strickzeug wieder ausgekramt. Sie ist über den Berg.«

Dies ist der Bericht eines Arztes für Allgemeinmedizin. Er faßt in wenigen Worten – besser als jede Einleitung – eine Vielzahl von Schwierigkeiten und Problemen, Unklarheiten und Fehlermöglichkeiten zusammen, wie sie sich in der Diagnose und Behandlung depressiver Zustände für Arzt, Patient und Angehörige ergeben können.

## Was ist eine Depression?

Das Wort ist vom Lateinischen deprimere (= herunterdrücken, niederpressen) abgeleitet und heißt eigentlich nicht mehr als »Bedrücktsein, Niedergeschlagenheit«. Man kann es auch mit »Schwermut« oder »trauriger Verstimmung« umschreiben. Das erklärt noch nicht sehr viel. Eine wichtige Aussage ist damit aber schon angedeutet, nämlich was die Depression *nicht* ist. Deshalb gleich vorweg die Feststellung: Die Depression ist *keine* Geisteskrankheit.

Auch die medizinische Wissenschaft befand sich im Irrtum, als sie einst die Bezeichnung »manisch-depressives Irresein« einführte. Zwar kann eine Depression die geistige Leistungsfähigkeit mehr oder weniger stark beeinträchtigen, aber mit »Irresein« im eigentlichen Sinne hat das nichts zu tun. Denn einmal ist der Betroffene nach Abklingen einer depressiven Phase in aller Regel wieder der, der er vorher war, bleibt also im Vollbesitz seiner geistigen Kräfte. Und zum zweiten handelt es sich nicht um eine grundsätzliche Veränderung der Persönlichkeit oder des Charakters, sondern um eine zeitweilige – wenn auch tiefgreifende – Veränderung der Stimmung. Darum ist die heute gebräuchliche Bezeichnung »Gemütsleiden« nicht nur zurückhaltender, sondern vor allem richtiger. Denn die der Depression zugrunde liegende, sie prägende Veränderung betrifft nicht den Verstand, sondern eben das Gemüt, die Seele, die Psyche.

Nun unterliegen wir alle tagtäglich gewissen Schwankungen in unserer Stimmung, die von tausenderlei Einflüssen abhängen können: vom

Wetter, vom Essen, vom Verhalten des Chefs, von guten oder schlechten Nachrichten, von der Stimmung in unserer Umgebung usw. Etwas oberflächlich bezeichnen wir diese seelischen Zustände auch als Launen, und es ist uns allen geläufig, daß die schlechte Laune des Chefs sich sogar auf die Sekretärin übertragen kann, oder daß gute Laune ansteckt. Das alles spielt sich im Rahmen des Normalen ab. Das Auf und Ab der Stimmungen hat praktisch immer klar erkennbare Ursachen oder Anlässe, die Höhen und Tiefen wie auch die Dauer stehen in einem gewissen Verhältnis zur Bedeutung des auslösenden Ereignisses. So wird eine glücklich überstandene Operation einerseits, der Tod eines lieben Angehörigen andererseits einen stärkeren und länger dauernden Einfluß auf unsere Stimmung haben als ein kleines Geburtstagsgeschenk oder ein banales Mißgeschick. Das alles ist normal.

Wo aber liegt nun die Grenze zum Krankhaften, wo beginnt die Depression? Diese Frage wird in der Regel mit dem Gemeinplatz beantwortet, die Übergänge seien fließend. Mit anderen Worten: Diese Frage kann nicht verbindlich beantwortet werden. Trotzdem gibt es eine ganze Reihe von Merkmalen, die eine Depression oder depressive Verstimmung letztlich von »normalen« Stimmungsschwankungen unterscheidet.

Die medizinische Fachsprache versteht unter einer Depression eine in Intensität und Dauer über das gewöhnliche Maß hinausgehende Beeinträchtigung der Stimmung, die mit all ihren Begleiterscheinungen und Folgen für den Betroffenen zu einer schweren Belastung, zum Leiden, ja zur unerträglichen Qual werden kann. Für diese Verstimmung gibt es nicht selten keinerlei ersichtlichen Grund, ja sie ist häufig sogar schwer zu erkennen, weil sie sich z. B. hinter »vorgetäuschten« organischen Beschwerden oder Erkrankungen verbergen kann. Sie ist eine ernst zu nehmende Erkrankung, die in jedem Fall einer ärztlichen Behandlung bedarf. Dank moderner Therapiemöglichkeiten sind die Heilungsaussichten heute besser denn je; in aller Regel klingen depressive Phasen ohne bleibenden Schaden für den Patienten ab.

## Zur Unterscheidung zwischen Traurigkeit und Depression

Die traurige Verstimmung ist eines der vorherrschenden seelischen Krankheitszeichen einer Depression. Anhand dieses Symptoms soll daher der Unterschied gegenüber »normaler« Trauer oder Traurigkeit verdeutlicht werden.

Wenn ein guter Bekannter den Tod eines nahen Verwandten beklagt oder von einem sonstigen Schicksalsschlag getroffen wird, so können wir seine Trauer nachfühlen. Wir werden ihn unseres Mitgefühls versichern und ihn zu trösten versuchen. Im allgemeinen werden wir ihm damit helfen, sein Los leichter zu ertragen – geteiltes Leid ist halbes Leid. Meist geht es nicht ohne Tränen ab, aber sich auszuweinen schafft fast immer eine gewisse Erleichterung. Nach einer angemessenen Zeit wird er sich mit seinem Schicksal abfinden und mit zunehmender Distanz zum auslösenden Ereignis schließlich seine gewohnte Lebensfreude wiedergewinnen. »Die Zeit heilt alle Wunden«.

Doch diese Art von Traurigkeit bedeutet im großen und ganzen kaum eine wesentliche Beeinträchtigung der geistigen oder körperlichen Leistungsfähigkeit. Dagegen ist an eine Depression zu denken

– wenn der Zustand ununterbrochen über Wochen oder gar Monate hinweg besteht;
– wenn das Beschwerdebild vom Betroffenen selbst als quälend, nicht abschüttelbar, ja sogar als fremd empfunden wird, also nicht der gewohnten eigenen Gefühlswelt entspricht;
– wenn das Leid nicht durch entsprechende Zuwendung von Angehörigen und Freunden zu mildern ist;
– wenn Symptome wie die folgenden in den Vordergrund treten: Interesselosigkeit, Unfähigkeit sich zu freuen oder Entscheidungen zu treffen, Grübeln, innere Unruhe, Ängstlichkeit (Furcht vor dem Alltag oder unbestimmte, unbegründbare Angst), Müdigkeit, Energielosigkeit, ferner Merk- und Konzentrationsstörungen, Appetitlosigkeit mit Gewichtsverlust, Schwinden der sexuellen Aktivität, Schlafstörungen, undefinierbare Druck- und Schweregefühle oder Schmerzen im Bereich von Kopf, Brust und Oberbauch, Verstopfung, Mundtrockenheit.

## Wie äußert sich eine Depression?

Da es sich bei der Depression um ein Leiden handelt, bei dem meist eine ganze Reihe von Krankheitszeichen zusammentrifft, spricht man genauer vom »depressiven Syndrom«\*. Die häufigsten Krankheitszeichen lassen sich nach Art und Herkunft in 3 Gruppen aufteilen:

---

\* Erklärung der wichtigsten Fachbegriffe siehe Anhang.

1. *Seelische Symptome:* Traurige Verstimmung, Unfähigkeit zur Freude, Hemmung im Denken, Entschlußunfähigkeit, Mattigkeit, Angst, innere Leere, Hoffnungslosigkeit, Suizidgedanken.
2. *Psychomotorische Symptome:* Dabei handelt es sich um Antriebsstörungen in beiden Richtungen, z. B. körperliche Unruhe, innere Getriebenheit auf der einen Seite; Müdigkeit, Mattigkeit und inneres Erstarren bis zur seelisch-körperlichen Blockierung auf der anderen Seite.
3. *Körperliche Symptome:* Schlaf- und Appetitstörungen, Kloßgefühl im Hals, Druck auf der Brust, Herzschmerzen, Magen-Darm-Beschwerden, Hitzewallungen, Kälteschauer, Nachlassen des sexuellen Verlangens.

Wie man aus dieser Aufzählung der häufigsten Symptome ersehen kann, ist das depressive Syndrom von einer nahezu unvergleichlichen Vielgestaltigkeit. Darüber hinaus kann es von verschiedenen Ursachen hervorgerufen und unterhalten werden. Und schließlich unterliegt es Einflüssen durch Erbanlage, Persönlichkeit, Lebensgeschichte, familiäre und wirtschaftliche Verhältnisse.

Um eine gewisse Ordnung in diese Vielfalt zu bringen, hat man eine Klassifizierung der Depressionen in zweierlei Hinsicht vorgenommen: zum einen nach den Ursachen, zum andern nach dem Erscheinungsbild.

## Einteilung nach Ursachen

### A Psychogene Depressionen

Sie sind am häufigsten und haben, wie der Name andeutet, seelische Ursachen. Da sie gewöhnlich mit aktuellen oder auch weiter zurückliegenden Erlebnissen zusammenhängen, werden sie auch als »erlebnisbedingt« oder »lebensgeschichtlich bedingt« bezeichnet. Sie können jedenfalls als eine (bis zu einem gewissen Grad nachvollziehbare) Reaktion auf besonders stark empfundene Ereignisse (z. B. »Schicksalsschläge«) umschrieben werden. Man unterscheidet im wesentlichen drei Gruppen:

1. **Die reaktive (erlebnisreaktive, psychoreaktive) Depression:** Das sind traurige oder ängstliche Verstimmungszustände, die durch ein äußeres, schmerzliches Ereignis verursacht sind. Meist handelt es sich dabei um Liebesenttäuschungen, Todesfälle, Zurücksetzung, Partnerprobleme oder materielle Probleme. Inhaltlich bleiben sie

stets auf dieses Erlebnis zentriert, das kaum Platz für andere Gedanken läßt.

2. **Die neurotische Depression:** Hierbei handelt es sich um eine gestörte Verarbeitung bestimmter, meist frühkindlicher Erlebnisse. Entscheidend ist dabei das Zusammenspiel einer sogenannten neurotischen Persönlichkeitsstruktur mit entsprechenden Umweltbedingungen. Oft liegen gestörte Eltern-Kind-Beziehungen zugrunde.

3. **Die Erschöpfungsdepression:** Sie entsteht unter dem Druck einer gefühlsmäßigen Dauerbelastung. Dazu gehören z. B. langjährige zermürbende Ehekonflikte und andauernde berufliche Überforderung.

## B Endogene Depressionen

Sie verkörpern sozusagen die klassische Form der Depression und waren bereits im Altertum unter der Bezeichnung »Melancholie« bekannt. Zwar geht auch ihrem Einsetzen manchmal ein erkennbarer Anlaß voraus. Im allgemeinen aber ist keine einleuchtende Ursache feststellbar. Die Bezeichnung »endogen« deutet nur an, daß die Erkrankung »im Inneren« entsteht, sie sagt über die Ursache nichts aus.

Auch bei den endogenen Depressionen unterscheidet man drei Untergruppen:

1. **Monopolare oder periodische Depressionen:** Diese Form weist depressive Phasen auf, denen jeweils meist längerdauernde Zeiträume folgen, in denen der Betreffende wieder normal gestimmt und bei voller Leistungsfähigkeit ist. Die Dauer der depressiven Phase kann sich über Wochen, sehr selten sogar Jahre erstrecken; in den meisten Fällen sind es einige Monate.

2. **Bipolare oder zyklische Depressionen:** Hier wechseln sich – in Dauer und Reihenfolge variabel – depressive und manische Phasen ab. In der manischen Phase erscheinen die Symptome der Depression in ihr Gegenteil verkehrt, d. h. die traurig-lähmende Grundstimmung schlägt um in eine oft durch nichts zu bremsende Überaktivität. Die Manie kann insofern verhängnisvoll werden, als es dabei leicht zu unüberlegten, folgenschweren Handlungen kommt, die den Betroffenen finanziell, partnerschaftlich oder gesellschaftlich schwer schädigen können.

3. **Spätdepression:** Diese erst im vorgerückten Alter auftretende Depression weist praktisch nur depressive Phasen auf. Die Symptome sind im allgemeinen milder ausgeprägt, der Verlauf ist dafür um so langwieriger.

## C Somatogene Depressionen

Bei dieser dritten Gruppe handelt es sich um körperlich (griechisch: soma = Körper) begründbare Depressionen. Sie stehen im ursächlichen Zusammenhang mit einer körperlichen Krankheit oder Funktionsstörung. Dabei unterteilt man in zwei große Gruppen:

1. **Organische Depressionen:** Sie sind unmittelbare Folge von Hirnkrankheiten oder -schädigungen wie Hirnverletzungen, Hirntumoren, Hirnarteriosklerose, altersbedingten Abbauprozessen.

2. **Symptomatische Depressionen:** Hier sind die eigentlichen Ursachen körperliche Allgemeinschädigungen und -erkrankungen, die die Hirnfunktion indirekt beeinträchtigen, wie z. B. Infektionen und Kreislauferkrankungen, aber auch die Einnahme – besonders die mißbräuchliche Einnahme – gewisser Medikamente.

## Einteilung nach dem Erscheinungsbild

Während die vorausgehende Klassifizierung einen vorwiegend wissenschaftlich-theoretischen Charakter hat, ist die Unterscheidung der Depressionen nach dem Erscheinungsbild von hoher praktischer Bedeutung – insbesondere im Hinblick auf das therapeutische Vorgehen. Je nach Art der Antriebsstörung unterscheidet man im wesentlichen vier Gruppen von Patienten:

### A Gehemmt-apathische Depressive

Sie machen vor allem einen passiven, schwachen, kraftlosen Eindruck. Sie sind rasch erschöpfbar, ohne Initiative, Schwung und Antrieb, willenlos, matt, ja bisweilen völlig teilnahmslos (apathisch) oder gleichsam seelisch-körperlich blockiert und wie versteinert (stuporös).

### B Agitiert-ängstliche Depressive

Sie wirken nervös, unruhig, fahrig, innerlich vibrierend, angespannt, getrieben (agitiert). Es kann zu starken Erregungszuständen oder sogar Anfällen von panischer Angst kommen.

### C Gehemmt-ängstliche Depressive

Sie leben in einem quälenden Spannungszustand zwischen seelisch-körperlicher Hemmung oder gar Blockierung und ängstlicher Getriebenheit. Solche Patienten wirken nach außen schwach, kraftlos und gehemmt, während sie innerlich unruhig, fahrig und gespannt sind. Diese äußerliche Passivität und Kraftlosigkeit kann Arzt und Angehörige täuschen und sich völlig überraschend in einem heftigen Erregungszustand oder gar in einer plötzlichen Suizidhandlung entladen.

**D  Patienten mit einer larvierten (maskierten) Depression**
Hier werden seelische Beschwerden (Traurigkeit, Freudlosigkeit, Angstzustände, Energielosigkeit) von körperlichen Klagen (Schlaf- und Appetitstörungen, Kopfschmerzen, Herz- und Atembeschwerden u. a.) so überdeckt, daß die zugrunde liegende Depression als eigentliche Ursache oft erst spät oder gar nicht erkannt wird, weil sie sich gleichsam hinter der Maske (lat.: larva) der körperlichen Beschwerden versteckt.

# Wie häufig sind Depressionen?

Es ist schon nicht leicht, genaue Statistiken über das Vorkommen körperlicher Krankheiten aufzustellen. Unvergleichlich schwieriger ist es, zuverlässige Zahlen über die Häufigkeit von Gemütsleiden zu ermitteln. Das wird verständlich, wenn man bedenkt, wie schwer es bei dem vielfältigen Erscheinungsbild depressiver Erkrankungen werden kann, die richtige Diagnose zu finden. Dazu kommt, daß es keine klare Grenze zwischen »normaler« Traurigkeit oder Niedergeschlagenheit und Depression gibt. Und wie groß mag die Dunkelziffer sein, die sich aus jenen Depressiven zusammensetzt, die sich entweder wegen mangelnder Aufklärung oder fehlender Krankheitseinsicht nicht in Behandlung begeben? Und schließlich sind unterschiedliche Ergebnisse zu erwarten, je nachdem, ob sich eine Befragung an die Allgemeinbevölkerung, den niedergelassenen Arzt oder die Fachklinik wendet.
Unter Berücksichtigung verschiedener Erfassungsmethoden und ihrer Ergebnisse schätzte die Weltgesundheitsorganisation (WHO) schon vor über 10 Jahren die Häufigkeit der Betroffenen mit behandlungsbedürftigen depressiven Zuständen auf 3 % der Weltbevölkerung. Inzwischen werden 5 % und mehr für wahrscheinlich gehalten. Das wären weltweit 100 bis 200 Millionen Patienten. Die Depression zählt damit zu den verbreitesten Krankheiten überhaupt.

# Nimmt die Zahl der Depressionen zu?

Es sieht zunächst so aus, als könnte diese Frage gar nicht beantwortet werden, denn es gibt keine Vergleichszahlen aus früheren Zeiten. Nun ist es eine alte medizinische Erkenntnis, daß das Zustandekommen der meisten Krankheiten (Verletzungen durch Gewalteinwirkung ausgenommen) im wesentlichen durch das Zusammentreffen zweier Faktoren bestimmt wird, nämlich der Disposition und der Exposition. Unter Disposition versteht man dabei eine gewisse Anfälligkeit des einzelnen gegenüber bestimmten Krankheiten. Die Gesamtheit der von außen auf den Organismus einwirkenden schädlichen, krankmachenden Reize (oder Noxen) bezeichnet man als Exposition. Kann also ein bestimmter Organismus infolge seiner Disposition einer bestimmten Exposition nicht genügend Widerstandskraft entgegensetzen, so kommt es zur Krankheit. Man darf davon ausgehen, daß es sich auch bei der Depression so verhält, und damit sind wir wieder beim Thema dieses Kapitels.

Die Disposition zur Krankheit Depression dürfte sich in den letzten Jahrzehnten kaum geändert haben. Von daher könnte man also wohl kaum eine Zunahme erwarten – wenn da nicht ein an sich erfreulicher Umstand eingetreten wäre: die erhebliche Zunahme der Lebenserwartung. Sie hat sich nämlich in den letzten hundert Jahren nahezu verdoppelt und liegt jetzt in Europa für Frauen bei 78, für Männer bei 71 Jahren. Es ist einleuchtend, daß ein längeres Leben mehr Angriffspunkte für Erkrankungen bietet, und daß ältere Menschen für viele Krankheiten anfälliger werden. Das gilt auch für die Depression und ist ein wesentlicher Grund für ihre Zunahme. Dazu kommt oft das gerade für alte Menschen heute besonders belastende Gefühl der Vereinsamung, der Isolation, des Überflüssigseins, das leicht in eine Depression münden kann. Die Altersdepression dürfte so einen erheblichen Anteil an dem allgemeinen Ansteigen der depressiven Erkrankungen haben.

Es gibt aber darüber hinaus in unserer Zeit noch eine ganze Reihe von schädlichen Einflüssen, die früher nicht oder nur in geringerem Maße wirksam werden konnten. Man pflegt sie grob mit dem Begriff *Stress* oder Überlastung bzw. Überforderung zu umschreiben.

Dazu gehört vor allem die allgemeine *Reizüberflutung*, der sich heute kaum jemand entziehen kann. Man denke nur an den Straßenverkehr, das Hasten und Gedränge auf engstem Raum in den Großstädten, die dauernde Lärmbelästigung, den gnadenlosen Informationsstrom der Massenmedien – eine Flut von Sinneseindrücken, die auf Dauer nicht ohne Folgen bewältigt werden kann.

Ein Kapitel für sich sind die *beruflichen Belastungen*. Es kann kein Zweifel bestehen, daß sich die Verhältnisse am Arbeitsplatz in diesem Jahrhundert in gewaltigem Umfang gebessert haben: von der Entlastung von körperlicher Schwerarbeit über die freundlichere Gestaltung der Arbeitsräume bis hin zur fortschreitenden Verkürzung der Arbeitszeit. Auf der anderen Seite haben Neuerungen wie die zunehmende Automatisierung, Fließbandarbeit, Schicht- oder Nachtdienst in körperlicher und psychischer Hinsicht neue Belastungen geschaffen. Nicht selten werden solche Probleme auch durch überzogenes Anspruchsdenken verschärft, etwa durch einen – nicht zu verkraftenden – Hausbau in der Freizeit, durch kostspielige Urlaubsreisen oder teure Hobbies. Kommt dazu noch übertriebenes Karrierestreben in einem bedrückenden oder intrigenbelasteten Arbeitsklima, so kann das nicht ohne Folgen bleiben.

Wer sich diesem Stress wenigstens zeitweise entziehen kann, um sich übers Wochenende zu entspannen und im Urlaub zu erholen, der hat noch das Beste daraus gemacht. Allzuoft aber gesellt sich zur Reizüberflutung auch noch ein *Mangel an Erholung*, der in Form von Massentourismus oder Freizeitüberangebot »konsumiert« wird.

Weit schlimmer jedoch ist ein anderer Versuch, Mißempfindungen zu vertreiben oder sich dem Stress zu entziehen: die Flucht in die Droge. Zu keiner Zeit hat es einen vergleichbaren *Mißbrauch von Genußgiften und Drogen* gegeben. Es ist viel zu wenig bekannt, daß neben Rauschgift auch Alkohol, gewisse Medikamente, ja sogar Nikotin eine Depression auslösen, unterhalten oder verstärken können.

Während depressive Verstimmungen bei *Alkoholkranken* an sich schon häufig auftreten, sind sie im Verlaufe einer Entziehungsbehandlung fast die Regel und lassen auch manchen Entwöhnten bisweilen nie mehr ganz aus ihrem Griff. Bei den *Rauschdrogen* sind es vor allem Halluzinogene wie Haschisch/Marihuana, LSD u. a., sowie Weckmittel, Kokain, Schnüffelstoffe und die Opiate, die depressive Zustände herbeiführen und aufrecht erhalten können. Eine weitgehend unbemerkte Zunahme verzeichnet die Abhängigkeit von Schlaf-, Schmerz- und Beruhigungsmitteln sowie von Appetitzüglern. Auch eine solche Abhängigkeit kann depressionsfördernd wirken.

Eine fast unerschöpfliche Quelle für aktuelle Ängste und Bedrückung liefern Themen wie Umweltzerstörung, Waldsterben, Atomrisiken, Jugendrebellion, wachsende Kriminalität, Drogengefahr, Inflation, Arbeitslosigkeit, Hunger, Folter, Terror usw. All das und noch viel mehr strömt täglich pausenlos durch die Massenmedien auf eine Gesellschaft ein, in der sich eine weitgehende *Auflösung der sozialen Bindungen* vollzogen hat. Das beginnt bereits in der Familie, setzt sich im Verlust jeglicher tragfähigen Gemeinschaft fort und endet nicht selten in Entwurzelung und Isolierung in der Masse. Diese bedrohliche Beziehungslosigkeit wird noch durch das Verblassen althergebrachter Wertvorstellungen und das fortschreitende Schwinden religiöser Bindungen verstärkt.

Wir sehen also, daß schädliche Einflüsse, insbesondere geistig-seelischer Art, in den letzten Jahrzehnten auf breiter Front zugenommen haben. Im weiteren finden sich noch zwei bedeutsame Gründe, die jedoch erfreulicherweise auf der Aktivseite unseres Daseins stehen: Erstens ist gegenüber psychischen Erkrankungen ein *Einstellungswandel der Allgemeinheit* festzustellen. Die wachsende Bereitschaft in der Bevölkerung, diese Kranken zu akzeptieren und zu integrieren, hat gerade bei Gemütsleiden dazu beigetragen, daß immer mehr Patienten die Scheu vor dem Gang zum Arzt abgelegt haben. Und zum zweiten haben stetige Fortschritte in der Diagnostik dazu geführt, daß eine zunehmende Zahl von Depressionen rechtzeitig erkannt wird. Eine richtige Diagnose ist die beste Voraussetzung für eine wirksame Therapie. Die Verbesserung der diagnostischen Möglichkeiten, die Erforschung immer wirksamerer Heilmittel und die Verfeinerung weiterer Behandlungsmethoden haben denn auch zu beachtlichen Therapieerfolgen geführt. Auch das ermutigt manchen Behandlungsbedürftigen, der sich sonst allein mit seinem Leiden herumgequält hätte, sich rechtzeitig seinem Arzt anzuvertrauen.


# Das Beschwerdebild der Depressionen


Es gibt keine Krankheit, weder im körperlichen noch im seelischen Bereich, die sich in einer solchen Vielfalt unterschiedlicher Symptome offenbaren kann, wie die Depression. Dazu kann sie sowohl bereits bestehende Störungen oder Krankheiten verstärken, als auch verschiedene – nicht zuletzt körperliche – Funktionsstörungen und Beschwerden verursachen und in Gang halten, für die dann keine Spezialuntersuchung eine Erklärung bringt. Resignation, Hoffnungslosigkeit, innere Leere, abgrundtiefe Schwermut bis hin zum Todeswunsch verursachen Qualen, die mit keinem anderen Leiden vergleichbar sind, und die auch für die Umgebung des Betroffenen zu einer besonderen Belastung werden können. Nichts ist bezeichnender für die Unerträglichkeit dieses Leidens als die Tatsache, daß keine andere Erkrankung mit einer ähnlich starken Suizidneigung einhergeht.

Eine Auswahl der wichtigsten Symptome der depressiven Verstimmung soll im folgenden beschrieben werden. Sie können sich allmählich oder sehr rasch entwickeln – manchmal über Wochen oder Monate, manchmal innerhalb von wenigen Tagen oder Stunden. Bisweilen wird sogar von einer schlagartigen Veränderung berichtet, so »als ob sich plötzlich etwas im Kopf verschoben hätte«.

## Der äußere Eindruck des Depressiven

Im Idealfall ist ein depressiver Mensch für jeden auf den ersten Blick erkennbar. Er macht einen bedrückten, niedergeschlagenen, traurigen, resignierten Eindruck; er spricht, wenn überhaupt, mit leiser, monotoner Stimme. Er wirkt älter als er ist, seine Körperhaltung ist gebeugt, der Gang schwer, die Haut ist blaß und welk, Mimik und Gestik sind schlaff und unsicher. Der Blick ist verschleiert und müde.

Oft wirkt der Depressive ungepflegt, ist nachlässig gekleidet, unrasiert. Seiner Umgebung gegenüber zeigt er sich gleichgültig, teilnahmslos; mitunter aber auch mißmutig oder gereizt – meist in deutlichem Gegensatz zu seinem früheren Verhalten. Viele Kranke, die als gewissenhaft, pflichtbewußt, korrekt, pünktlich, vielleicht etwas pedantisch, jedenfalls aber als fleißig, solide und einsatzwillig bekannt waren, haben bei Eintritt der depressiven Phase plötzlich Mühe, diese Eigenschaften aufrecht zu erhalten, was ihnen gewöhnlich nur unter vermehrtem Zeitaufwand und durch Mobilisierung der letzten Kräftereserven gelingt.

Doch bei weitem nicht immer stellt sich die Depression mit so »klassischen« Merkmalen dar. Oft äußert sich die depressive Verstimmung in grundlosen Angstzuständen, Unruhe oder Getriebenheit, Konzentrationsstörungen, Leistungseinbußen, so daß sich die Patienten häufig über Wochen und Monate mit verwirrenden Symptomen herumschleppen, die mit Stress, Überforderung oder »Urlaubsreife« erklärt werden.

Es gibt auch Depressive, bei denen weder Arbeitskollegen und Angehörige, noch der Arzt äußerliche Veränderungen feststellen, weil sie sich mit aller Kraft zusammennehmen und ein beherrschtes Auftreten an den Tag legen. Ja es gibt sogar eine Erscheinungsform, die man als »heitere (oder ›lachende‹) Depression« bezeichnet, weil es dem Betroffenen gelingt, sein seelisches Elend hinter einer durchaus glaubwürdigen Maske von Sorglosigkeit, Heiterkeit oder zumindest Gelassenheit zu verbergen. Gerade in solchen Fällen ist ein Betroffener in besonderem Maße gefährdet, weil die Umgebung kaum eine Möglichkeit hat, die reale Gefahr zu erkennen.

## Die wichtigsten seelischen Symptome

### Traurigkeit

Die tiefsitzende, alles überschattende, selbst den körperlichen Bereich durchdringende traurige Verstimmung zählt zu den Leitsymptomen der Depression. Was sie von der normalen Trauer abhebt, sind besonders zwei Eigenschaften: Sie erscheint völlig unbegründet, und wenn sich ein Grund oder Anlaß finden läßt, steht der Grad der Trauer in keinem Verhältnis dazu. Und sie ist eng mit einer abgrundtiefen *Trostlosigkeit* verschwistert, die meist jeden tröstenden Zuspruch zum Scheitern verurteilt – sie ist untröstbar.

Allerdings muß hier gleich eingeräumt werden: Es gibt kein Symptom, das grundsätzlich zum Beschwerdebild jeder Depression gehört. Das gilt auch für die Traurigkeit mit all ihren Schattierungen wie Niedergeschlagenheit, Bedrücktheit, stilles Vor-sich-hin-Weinen, Verzweiflung. So findet sich bei der endogenen, also der »klassischen« Depression nicht selten sogar ein Gefühl des »Nicht-traurig-sein-Könnens«, das erst im Verlauf der Behandlung einer dann geradezu erleichternden Schwermut mit befreienden Tränen weicht.

### Freudlosigkeit

Auch sie umfaßt ein weites Feld von Schattierungen, das sich von der Unfähigkeit sich zu freuen oder etwas zu genießen, über Lustlosigkeit, bis hin zum Überdruß, ja zur Unfähigkeit, überhaupt etwas zu empfinden, erstreckt. Es ist fast aussichtslos, einen solchen Patienten aufmuntern oder ihm eine Freude bereiten zu wollen. Man könnte die Freudlosigkeit als Schlüsselsymptom für die Depression bezeichnen. Zwar wird selten ein Patient von sich aus darüber klagen; um so häufiger kommt es vor, daß er z. B. die Frage des Arztes, ob er sich noch freuen könne, verneint (und damit einen entscheidenden Hinweis für die Diagnostik liefert). Aufmerksamen Angehörigen und Bekannten sollte es nicht schwer fallen, eine solche Veränderung schon frühzeitig zu bemerken oder gezielt zu erfragen.

Hoffnungslosigkeit, Freudlosigkeit, Lustlosigkeit, Mutlosigkeit, Entschlußlosigkeit... eine lange Liste von Begriffen, die alle mit der gleichen Endung den vorausgehenden positiven Wortteil für null und nichtig erklären. Man hat die Depression auch als »... losigkeits-Syndrom« bezeichnet. Ein Verlust-Syndrom, bei dem am schwersten vielleicht der Verlust der Hoffnung wiegt, der Hoffnung, die uns sonst in schwerer Krankheit und in aussichtsloser Lage immer noch Halt geben kann.

Diese Verluste untergraben selbst eine Stütze, die im Leben vieler Menschen auch heute noch eine sichere Zuflucht bietet: den religiösen Glauben – noch mehr: die Glaubensfähigkeit. Gerade dann, wenn man diesen Rückhalt so bitter nötig hätte, in abgrundtiefem seelischen Elend, kann auch der Glaube keine Hoffnung und keinen Trost mehr vermitteln, weil man ihn verloren hat – grundlos und unverständlich. Es ist ein großes Glück für die Betroffenen, daß nach Überwindung des Leidens auch die Glaubensfähigkeit wieder zurückkehrt.

## Interesselosigkeit

Wir alle können es an uns selbst beobachten: Es gibt Zeiten, in denen wir interessiert, voller Schwung sind und auch etwas leisten. Dann wieder gibt es Phasen, in denen nichts vorankommt und nichts gelingt. Dies hat viel mit körperlichem Wohlbefinden und Ausgeruhtsein zu tun und hängt nicht zuletzt von der jeweiligen Stimmung ab, und es ist ganz natürlich. Es ist auch normal, daß unser Interesse an einem Gegenstand erlischt und sich einem anderen zuwendet. Solche »kreativen Phasen« bzw. Interessenverlagerungen können, richtig verstanden, sogar sehr gewinnbringend sein. Besonders für Intellektuelle und Künstler ist das eine vertraute Erscheinung.

Doch im Rahmen einer depressiven Phase sieht das ganz anders aus: Die körperliche und geistige Spannkraft erschlafft, das Interessenspektrum engt sich ein und verblaßt schließlich völlig. Was bleibt, ist geistiges Ödland. Je aufgeweckter der Betreffende vorher war, je mehr Interessen er hatte und je vielfältiger und anspruchsvoller seine Aktivitäten waren, desto schmerzlicher empfindet er diese Einbußen, desto verzweifelter versucht er, den Verlust zu kompensieren.

Dieser Interessenschwund betrifft alle Bereiche: Beruf, Familie, Freizeit. Oft legt sich diese geistige Lähmung »wie eine Nebelwand« über alles gleichzeitig, manchmal sind einzelne Bereiche schwerer und früher als andere betroffen. Die Umgebung ist meist wie vor den Kopf gestoßen, weil selbst die Lieblingsbeschäftigungen keinerlei Interesse mehr finden und der Betroffene alle Ermunterungen resigniert oder ärgerlich zurückweist.

## Energielosigkeit
Hand in Hand mit diesem Interessenschwund geht eine eigenartige Schwunglosigkeit, die nichts mehr zu tun hat mit einem erklärbaren Erschöpfungszustand oder dem Bedürfnis nach Entspannung und Erholung, das sich nach längeren Zeiten konzentrierter Anstrengung einstellt. Die depressionsbedingte Energielosigkeit geht tiefer, legt sich gleichsam lähmend auf alle körperlichen und seelischen Schichten, blockiert jede Initiative und Schaffenskraft, läßt keinen Antrieb, keinen Schwung mehr aufkommen. Der Kranke wirkt matt, willenlos, wie verwelkt. Im Extremfall kommt es zu Apathie oder gar zum Stupor, einem Zustand, in dem der Betroffene fast bewegungslos, wie erstarrt dasitzt, nicht mehr spricht und auf keine Zuwendung mehr reagiert. So schwere Fälle sind aber zum Glück selten.

## Innere Unruhe
Das Gegenstück zu dieser energielosen Passivität bildet die sogenannte Agitiertheit oder psychomotorische Unruhe. Solche Patienten sind nervös, fahrig, getrieben, innerlich angespannt und vibrierend, dabei jammerig, klagsam, anklammernd, bis hin zu trostlosem und ziellosen Umherirren mit leerem Beschäftigungsdrang. Eine agitierte Depression kann für die Angehörigen zu einer entnervenden Belastung werden. Sie wird aber im allgemeinen relativ rasch erkannt und einer Behandlung zugeführt.

Diese Therapie der agitierten Depression setzt in besonderem Maße ein diszipliniertes Zusammenwirken aller Beteiligten voraus, denn die Patienten klagen, jammern und klammern sich zwar an Arzt und Angehörige an, sind aber meist außerstande, »bei der Stange zu bleiben«. Anstatt ihren Aufgaben im Rahmen des Therapieplanes nachzukommen, rufen sie immer wieder den Arzt an, fragen ständig das Gleiche, kommen unaufgefordert in die Sprechstunde, machen sogar eigene, sinnlose Behandlungsvorschläge, verlangen ständig, »daß etwas geschieht« (ohne selbst dazu ernsthaft etwas beizutragen); und sie tun es oft in einer Weise, daß es zugleich hilflos, ängstlich und vorwurfsvoll klingt. Sie neigen dazu, den Arzt zu wechseln, ohne dem neuen zu gestehen, daß sie sich bereits in Behandlung befinden und können dabei schließlich ein heilloses Durcheinander auslösen, das am Ende gar noch weitere Angehörige behandlungsbedürftig macht. Auch das sind freilich extreme Endzustände, die nicht zuletzt im höheren Lebensalter vorkommen und als »Jammerdepression« bezeichnet werden.

Es gibt aber auch Fälle, in denen sich die Unruhe und Getriebenheit ganz im Innern abspielt – »äußerlich blockiert, aber innerlich wie ein Vulkan«. Sie machen nicht nur größere Schwierigkeiten bei der Diagnose, sondern sie sind in suizidaler Hinsicht auch gefährdeter als psychomotorisch Gehemmte, die wegen ihrer seelisch-körperlichen Blockierung nicht so leicht Hand an sich legen können.

## Konzentrationsstörungen

Schwierigkeiten, sich zu konzentrieren, sind jedem aus eigener Erfahrung bekannt. Sie treten begreiflicherweise dann auf, wenn wir von Lärm und Unruhe umgeben sind oder wenn uns irgendwelche Sorgen bedrücken. Selbst ein freudiges Ereignis kann es uns erheblich erschweren, eine Arbeit zu erledigen, die unsere Konzentration erfordert. Und manchmal können wir keinen klaren Gedanken fassen, obwohl wir durch nichts abgelenkt werden. Das ist meist ärgerlich, aber ganz normal, und es geht rasch vorüber.

Demgegenüber unterscheidet sich die Konzentrationsstörung als depressives Symptom – wie so oft – in zweierlei Hinsicht, nämlich in der Intensität und in der Dauer. Eine gewisse Erschwerung und Verlangsamung des Denkens ist fast bei jeder Depression zu verzeichnen. Nicht selten aber verengt sich das mühsame und langsame, zähflüssige, umständliche Denken zu einem sinnlosen Haftenbleiben an bestimmten Gedanken oder es mündet in die gefürchtete »Leere im Kopf«. Dieser Zustand kann Wochen oder Monate andauern. Es bedarf keiner besonderen Betonung, daß »Kopfarbeiter«, Intellektuelle und Künstler von dieser Denkhemmung am stärksten beeinträchtigt werden. Mit zunehmender Dauer der Blockade und steigendem Alter des Betroffenen sinkt verständlicherweise auch die Hoffnung, daß die normale Konzentrationsfähigkeit wieder zurückkehrt. Ältere Kranke fürchten eine »Gehirnverkalkung« oder Altersschwachsinn – Ängste, die sehr ernst zu nehmen sind, daß sie sogar zum Suizid führen können. Um so wichtiger ist es gerade hier, zu wissen, daß die Denkhemmung zwar ein typisches, aber mit Sicherheit vorübergehendes Symptom einer depressiven Phase darstellt.

## Grübelneigung

Ein anderes charakteristisches und häufiges psychisches Symptom ist das Grübeln. Es kann in einem ständigen Gedankenkreisen bestehen, mit einer eigenartigen Flüchtigkeit und Sprunghaftigkeit, die es unmöglich macht, einen Gedanken zu Ende zu bringen. Oder es kommt zu einem dumpfen Brüten, das sich auf meist sinnlose Denkinhalte fixiert.

## Mutlosigkeit

Hier geht es nicht um Mut als Gegenpol zur Feigheit – beides gilt als normal –, hier geht es vielmehr um Mutlosigkeit im Sinne von Verzagtheit oder Pessimismus, die beim Depressiven das gewöhnliche Maß weit übersteigt. Die Verzagtheit des Depressiven ist abgrundtief und basiert auf seiner einseitig auf das Negative fixierten Sichtweise. Er sieht alles wie durch eine »schwarze Brille«. Patienten, die vorher optimistisch und lebensbejahend waren, fallen plötzlich in eine tiefe Resignation. Alle Probleme werden überbewertet, ja es zeigt sich eine eigenartige selbstzerstörerische Lebenseinstellung, eine krankhafte Suche nach Negativem, die auf die ganze Umgebung, sei es in der Familie oder am Arbeitsplatz, durchschlägt. Stehen die Betroffenen in verantwortlicher Position, so kann diese Mutlosigkeit, solange der wahre Zusammenhang nicht bekannt ist, bei notwendigen Entscheidungen großen Schaden anrichten. Denn der Betroffene weiß seinen Pessimismus in der Regel gut zu begründen, so daß es niemand wagt, die Verantwortung für eine optimistische Strategie zu übernehmen. Aus demselben Grund ist dieses Symptom auch diagnostisch schwer zu bewerten.

## Entscheidungsunfähigkeit

Sie ist eng verbunden mit dem oben beschriebenen Pessimismus und naturgemäß besonders schwerwiegend bei Personen in leitender Stellung. Der Betroffene glaubt, vor jeder Entscheidung alles und jedes bis ins Einzelne durchdenken zu müssen. Das ängstliche Abwägen von Für und Wider mündet in endlose und ziellose Diskussionen, bis es schließlich in fruchtlosem Grübeln und völliger Entschlußlosigkeit versandet.

## Minderwertigkeitsgefühle

Eigenschaften wie Fleiß, Einsatzfreude, Korrektheit usw. sind in einem gewissen Grad typisch für die Persönlichkeitsstruktur von Depressiven. Sie sind pünktlich, ordentlich, bisweilen ein wenig pedantisch, jedenfalls gewissenhaft und pflichtbewußt. In Verbindung mit der Neigung sich zu übernehmen birgt das schon in gesunden Tagen die Gefahr der Überforderung in sich. In der depressiven Phase kommt es jedoch zu einem regelrechten Einbruch des Selbstwertgefühls. Das kann sich ausdrücken in allgemeiner Unsicherheit, negativer Selbsteinschätzung, ja sogar in regelrechten Kleinheitsgefühlen – »was bin ich schon?« Das Symptom ist häufig, wenn auch nicht grundsätzlich anzutreffen. Werden betroffene Patienten darauf angesprochen, so bekennen sie sich im allgemeinen offen dazu.

## Angstzustände

Die Wissenschaft unterscheidet zwischen unbestimmter Angst und gezielter Furcht. Die Angst hat also keine klar benennbare Ursache (»Angst-vor-ich-weiß-nicht-was«), während die Furcht von einer bedrohlichen, aber bekannten Ursache ausgeht (z. B. Furcht vor einer Gefahr). Ein zwischen beiden liegendes Mischbild ist das (meist grundlose) Gefühl, unerwünscht zu sein, im Wege zu sein, nicht geliebt oder akzeptiert zu werden. Manchmal quälen den Patienten zwanghafte Befürchtungen vor bestimmten, überwiegend belanglosen Situationen.

Oft ist bei endogenen Depressionen die Angst mit Spannung und innerer Unruhe verbunden. Das kann sich einerseits bis zu Panikattacken steigern, andererseits aber auch äußerlich lange verborgen bleiben, um sich dann völlig überraschend in einem Erregungszustand zu entladen. In solchen Situationen ist die Suizidgefahr besonders hoch.

Klagen über Angstzustände werden von den Betroffenen meist spontan oder doch auf Befragen geäußert. Männliche Patienten genieren sich bisweilen, davon zu sprechen, und neigen dazu, organische Erkrankungen vorzuschieben. Viele psychosomatisch erklärbare Organbeschwerden sind nichts anderes als körperlicher Ausdruck des seelischen Symptoms Angst. Ein Beispiel dafür ist die »Herzangst«.

## Beziehungsstörungen

So sehr Depressive unter dem vermeintlichen Mangel an Zuwendung, Fürsorge oder Liebe leiden (und sich darüber beklagen), so wenig sind sie selbst imstande, solche Äußerungen des Mitgefühls zu erwidern. Im Gegenteil: Schwere depressive Zustände können zu einer völligen Gefühlsverarmung und damit zum Erkalten aller zwischenmenschlichen Beziehungen führen, besonders wenn die Umgebung nicht darauf vorbereitet ist bzw. sich nicht entsprechend verhält. »Es ist, als ob uns eine Glaswand trennt«, lautet manchmal die Klage der Angehörigen. Der Patient ist zwar durch eine Vielzahl von Symptomen überwiegend mit sich selbst beschäftigt, trotzdem registriert er ängstlich und mißtrauisch diese wachsende Distanz zur Umwelt. Dieser Widerspruch zwischen der eigenen Anspruchshaltung und seiner Unfähigkeit, Zuwendung zu erwidern, kann für den Patienten sehr schmerzlich sein.

## Schuldgefühle
Bei entsprechender Begründung ist das Schuldgefühl eine durchaus natürliche und wünschenswerte Reaktion und nicht zuletzt eine unerläßliche Voraussetzung für ein geregeltes menschliches Zusammenleben. Schuldgefühle als Symptome einer Depression heben sich davon – wieder einmal – in doppelter Hinsicht deutlich ab: entweder sind sie grundlos oder sie sind maßlos überzogen. In extremen Fällen kann sich sogar ein Schuldwahn mit skrupelhaftem Wühlen in der eigenen Lebensgeschichte entwickeln. Dabei werden kleinere Verfehlungen oder Delikte oder auch längst vergessene Jugendsünden »aufgedeckt«, in ihrer Bedeutung weit übersteigert und zum Kernpunkt schwerer Selbstanklagen gemacht. Wenn gar kein Grund ausgegraben werden kann, so wird unter Umständen sogar einer erfunden. In der Psychiatrie bezeichnet man diesen paradoxen Vorgang mit dem Satz: Schuldgefühle suchen sich ein Schuldobjekt.

Gefährlich oder zumindest sehr problematisch können solche Schuldgefühle dann werden, wenn sie zum Beispiel ehrenrührige Inhalte haben und in die krankhaften Selbstbezichtigungen unbelastete und ahnungslose Bekannte oder Verwandte mit hineingezogen werden. Die Auswirkungen solcher peinlicher Komplikationen auf die weiteren Beziehungen zu Partner, Verwandten, Nachbarn, Arbeitskollegen usw. sind manchmal folgenschwerer als das Krankheitsbild selbst, das ja in aller Regel wieder vollständig abklingt. Schuldgefühle, vor allem aber ein Schuldwahn, sind nur selten zu korrigieren, da man den Patienten selbst mit handfesten Beweisen nicht von seiner Schuldlosigkeit überzeugen kann. Wenn man erkennt, daß eine wahnhafte Verstrickung vorliegt, ist es besser, nicht mehr über Schuldgefühle und deren vermeintliche Ursachen zu reden. Es besteht nämlich sonst die Gefahr, daß der Patient den Angehörigen und dem Arzt plötzlich aufs tiefste mißtraut, weil sie seiner wahnhaften Überzeugung nicht folgen wollen.

**Wahnideen und paranoide Fehldeutungen**

Eigentlich sind dies charakteristische Symptome bei schizophrenen Erkrankungen. Sie spielen daher gewöhnlich nur dann eine Rolle, wenn ein depressives Zustandsbild und eine Schizophrenie zusammenfallen. Wahnideen können gelegentlich aber auch im Rahmen einer Depression auftreten.

Wahnideen finden sich vorwiegend bei schweren endogenen Depressionen. Im Gegensatz zu den Wahninhalten schizophrener Patienten sind jedoch die Wahnideen bei depressiven Erkrankungen eher nachvollziehbar, da sie weitgehend dem depressiven Gemütszustand entsprechen. So kann der Depressive z. B. unter Verarmungsideen leiden, die unter Umständen – besonders bei alten Patienten – in einen unkorrigierbaren Verarmungswahn münden. Relativ häufig ist hier der irrige, aber felsenfeste Glaube, man sei für immer arbeitsunfähig, könne seine Geschäfte nie mehr fortführen, werde nicht mehr für den Unterhalt seiner Familie sorgen können usw. Ebenfalls vorwiegend im höheren Alter finden sich mitunter hypochondrische Befürchtungen mit maßloser Überschätzung vorhandener, aber auch eingebildeter seelischer oder körperlicher Beschwerden, gegen die nichts helfe.

Auch die paranoiden (wahnhaften) Fehldeutungen sind, da sie ihre Wurzel in der tiefen Schwermut und dem Gefühl der Unfähigkeit haben, bis zu einem gewissen Grad nachvollziehbar. Der Kranke fühlt sich verachtet, glaubt, man rede hinter seinem Rücken über ihn, verurteile seine Unfähigkeit und Faulheit. So entwickelt er Angst vor Getuschel und übler Nachrede, wird immer mißtrauischer; es kann sogar zu furchtsamen und depressiv gefärbten Verfolgungsideen kommen.

## Die wichtigsten körperlichen Symptome

Die Darstellung der körperlichen Symptome kann kürzer gefaßt werden. Nicht, daß sie weniger zahlreich oder belastend wären, aber sie sind klarer erkennbar, und auch ihre Beschreibung macht kaum Schwierigkeiten. Auch wird der Betroffene z. B. von Kopf- oder Rückenschmerzen, Verstopfung, Herzstechen, Atembeklemmung, Mundtrockenheit, Hitzewallungen und dergleichen rascher Notiz nehmen als vom Schwinden des Selbstgefühls, dem Verlust gefühlsmäßiger Beziehungen oder der Fähigkeit zu genießen und sich zu freuen.

Wir beschränken uns deshalb darauf, das körperliche Erscheinungsbild in Form einer Übersicht in Stichworten darzustellen, denen einige erläuternde Bemerkungen folgen.

**Kopfschmerzen:** Kopfdruck oder Kopfschmerzen unterschiedlicher Ausprägung und Lokalisation – meist Druck auf oder über den Augen; Stirn- oder Hinterhauptdruck; Spannungsschmerz mit Muskelverspannungen im Nacken-Kopf-Bereich; »Helm- oder Reifengefühl«.

**Augen:** schlechtes Sehen ohne erkennbare Ursache; Lichtempfindlichkeit; Klagen über falsche oder ungenügende Sehkorrekturen; chronische Entzündung.

**Hals-Nasen-Ohrenbereich:** Globus- oder Würgegefühl im Hals (»Kloß«); Druckgefühl auf beiden Ohren; Ohrgeräusche (Klingeln, Sausen, Surren); Schmerzen; Verminderung des Hörvermögens ohne erkennbare Ursache; Verstärkung bereits vorhandener Hörstörungen; verstärkte Geräuschempfindlichkeit.

**Atmung:** Enge im Brustkorb, bis in den Halsbereich; Druck auf der Brust, »Reifengefühl«, Atemenge, »Atemkorsett«, Lufthunger; flache oder unregelmäßige Atmung, schweres Atemholen, Nichtdurchatmen-Können, erschwertes Ausatmen; Hustenreiz.

**Herzbeschwerden:** Schmerzen in der Herzgegend; Stechen, Brennen, Zusammenziehen, Klopfen, Druck; »Herzschlag bis zum Hals«, »Herzangst«, Herzjagen, Herzstolpern; unregelmäßige Herzschlagfolge.

**Kreislaufstörungen:** Flimmern vor den Augen; Schwindel, Gleichgewichtsstörungen; »weiche Knie«, Kollapsneigung.

**Magen-Darm-Beschwerden:** Übelkeit, Brechreiz, »Schluckauf«, häufiges (saures) Aufstoßen; belegte Zunge; Trockenheit im Hals; Völlegefühl; Blähungen, Sodbrennen; Magendruck, Magenkrämpfe, bandartige oder unklare Druckschmerzen im Bauch; Verstopfung und / oder Durchfall.

**Blasenstörungen:** Brennen oder sonstige Mißempfindungen beim Wasserlassen; häufiger Harndrang; Ziehen und Druckgefühle in der Blase; Unfähigkeit, das Wasser zu halten.

**Muskulatur / Gelenke:** Muskelverspannungen im Schulter-Armbereich; Rücken- und vor allem Nackenschmerzen; Gelenk- und Muskelschmerzen.

**Haut und Schleimhäute:** Zungenbrennen; unangenehmer Geschmack, Mundgeruch; Trockenheit in der Nase (mit Neigung zum Nasenbluten) und vor allem im Mund (schon vor der Behandlung mit antidepressiven Medikamenten, die mitunter Mundtrockenheit auslösen und verstärken können); Hautüberempfindlichkeit; unklarer Juckreiz; trockene, blasse, eingefallene Haut; welker und müder Gesichtsausdruck; tiefliegende, verschattete Augen; sprödes, struppiges, glanzloses Haar, das sich nur schwer legen oder wellen läßt, Haarausfall.

**Schlafstörungen:** Trotz Müdigkeit erschwertes Einschlafen; frühes Erwachen (»Morgentief«); unruhiger, »zerhackter« Schlaf; schwere Träume; gelegentlich auch gesteigertes Schlafbedürfnis, häufiger aber »Flucht ins Bett«.

**Appetitstörungen:** Appetitlosigkeit, Gewichtsverlust; bisweilen auch Steigerung der Eßlust (mit starkem Durst), ja sogar Heißhunger bis zum Verlust der Kontrollfähigkeit (Nahrungsmittelschlingerei).

**Tränen- und Schweißsekretion:** Versiegen der Tränensekretion (glanzlos-verschleierter Blick – »tränenlose Trauer«); verminderte Schweißsekretion, aber auch Schweißausbrüche.

**Sexualbereich:** Störungen von sexuellem Verlangen und Potenz; Frigidität; Scheidenausfluß; Menstruationsstörungen; Schmerzen beim Geschlechtsverkehr.

**Weitere vegetative Funktionsstörungen:** Hitzewallungen, Kälteschauer; Zittern; erhöhte Empfindlichkeit gegen Temperaturschwankungen; leichtes Erröten; kalte Arme und Beine; erniedrigte Körpertemperatur; herabgesetzter Körpergrundumsatz; Blutdruckschwankungen (vor allem Kreislaufregulations-Störungen mit Flimmern oder Schwarzwerden vor den Augen und Kollapsgefahr).

**Allgemeine Mißempfindungen:** teils über den ganzen Körper verbreitetes, teils wanderndes oder lokales Ziehen, Zerren, Reißen, Kribbeln, Gefühl wie Nadelstiche. Schweregefühl oder Unruhe in den Beinen; Eindruck; als schleppe man dauernd ein Gewicht hinter sich her.

**Äußerer Eindruck:** Mimik und Gestik sind verarmt, die Gesichtszüge unbeweglich, ausdruckslos und sogar starr; die Stimme ist leise und monoton; die Bewegungen der Arme und vor allem der Hände wirken matt und kraftlos; die Haltung ist vornübergebeugt, die Nacken- und Schultermuskulatur verkrampft, der Gang unelastisch bis schleppend; Körperkraft und Leistungsfähigkeit erscheinen reduziert oder stark beeinträchtigt.

**Früheste Anzeichen:** Bei depressiven Verstimmungen stellen sich als früheste Anzeichen meist Schlaf- und Appetitstörungen sowie das Nachlassen von sexuellem Verlangen und Potenz ein. Für die Diagnose sind diese Symptome aber im allgemeinen wenig hilfreich. Denn über Sexualität wird nur selten offen gesprochen, gestörter Appetit kommt, wenn er mit einer Reduktion des Körpergewichts verbunden ist, den meisten nicht ungelegen, und Schlafstörungen sind allzu verbreitet und können vielerlei Ursachen haben. Am ehesten führt den Betroffenen anhaltendes Früherwachen, insbesondere mit Gedankenkreisen und Grübeln und dem »Berg auf der Brust« in die Sprechstunde.

Recht häufig werden Klagen über Kopfschmerzen vorgebracht, die nach Darstellung der Patienten, »anders als sonst« sind. Es handelt sich dabei mehr um einen langandauernden, unbestimmten Druck auf oder über den Augen, gelegentlich auch im Bereich von Stirn und Hinterhaupt.

Auch Magen-Darm-Beschwerden werden – wie die Kopfschmerzen – weniger konkret, sondern eher vieldeutig geschildert. Es klingt paradox, aber manchmal scheint es, als ob das Uncharakteristische der vorgebrachten Klagen bezeichnend für depressive Zustände ist.

## Die wichtigsten depressiven Krankheitsbilder

Im Abschnitt »Einteilung nach Ursachen« wurde bereits eine kurze Charakteristik der verschiedenen Depressionsformen gegeben. Die wichtigsten sollen hier in bezug auf ihre Ursachen, ihre Entstehung und Auslösung sowie sonstige Charakteristika etwas ausführlicher beschrieben werden.

In der Reihenfolge ihrer Häufigkeit sind dies:

○ Die *psychogenen Depressionen* (reaktive Depression, neurotische Depression, Erschöpfungsdepression).

○ Die *somatogenen Depressionen* (organische Depression, symptomatische Depression).

○ Die *endogenen Depressionen* (monopolare Depression, bipolare Depression oder Zyklothymie, Spätdepression).

Auf die zahlreichen Sonderformen und Mischbilder soll hier aus Platzgründen und wegen der angestrebten Übersichtlichkeit nicht eingegangen werden. Die wichtigsten *Stichwörter* und ihrer Erläuterungen finden sich im Anhang.

# Die reaktive Depression

Die häufigste aller Depressionsformen, die reaktive Depression, ist eine traurige oder ängstliche Verstimmung, die ausgelöst wird durch ein äußeres schmerzliches Erlebnis oder Ereignis. Die Reaktion darauf ist bis zu einem gewissen Grad einfühlbar; weniger nachvollziehbar ist jedoch ihre Schwere und Dauer, sowie das ständige gedankliche Kreisen um die Ursache. Meist hat schon vor Eintritt der Depression ein ganzes Bündel vielfältiger Belastungen Widerstandskraft und Reaktionsvermögen geschwächt. Das auslösende Ereignis ist nur der letzte Anlaß, der das Maß voll macht.

Die *Persönlichkeitsstruktur* ist meistens gekennzeichnet durch Selbstunsicherheit, Überempfindlichkeit, Übergewissenhaftigkeit, Tendenz zu Passivität. Oft tun sich die Betroffenen schwer, ihre Probleme mit Worten auszudrücken und sie damit nach Möglichkeit zu neutralisieren. (Hippokrates, der berühmte Arzt der Antike, kommentierte diesen Sachverhalt schon vor zweieinhalb Jahrtausenden mit dem klassischen Satz: »Für was man Worte hat, darüber ist man schon hinweg.«)

Das Erkrankungsalter liegt vorwiegend zwischen Pubertät und mittleren Lebensjahren. Depressionsfördernde Belastungssituationen häufen sich bei Frauen nochmals in der Zeit vor den Wechseljahren, bei Männern vor Abschluß der beruflichen Laufbahn.

Die *Ursachen* liegen bei Frauen vorwiegend in Partner-, Ehe- und Liebesenttäuschungen, Untreue und ehelichen Zerwürfnissen. Bei Ledigen, Verwitweten und Geschiedenen ist es oft die Angst vor Vereinsamung. Bei Männern stehen mehr berufliche Probleme im Vordergrund: Zurückstufung oder ausbleibende Beförderung, Konkurrenzsituationen, unbefriedigende Auftragslage, finanzielle Sorgen.

Im *Beschwerdebild* ist typisch das schon angedeutete beständige gedankliche Haften am auslösenden Ereignis. Die meisten Patienten fühlen sich nicht eigentlich krank, vielmehr verzweifelt und niedergedrückt. Mitunter kommt es nach dem seelischen Trauma zu einer Art innerer Erstarrung, die Stunden bis Tage anhalten kann. Sie geht dann in einen Zustand schwerer Niedergeschlagenheit, Hilflosigkeit und Mattigkeit über. Seltsamerweise beginnt in dieser Situation die Erinnerung an das eigentliche Unglück zu verblassen; dafür treten Interesselosigkeit, innere Leere, Verlorenheit in den Vordergrund.

Es können aber auch – vorwiegend bei einfach strukturierten Patienten – Zustände von Unruhe, Fahrigkeit, Nervosität, Gespanntheit, barsche

Abwehr gegen jede Hilfestellung, trotzige Weinkrämpfe und Verzweiflungsausbrüche auftreten. Gerade bei dieser Reaktionsform muß mit ernsten Kurzschlußhandlungen, insbesondere Suizidversuchen, gerechnet werden.

Insgesamt gesehen ist das Beschwerdebild nicht so vielfältig und quälend wie z. B. bei schweren endogenen Depressionen. Allerdings sind vegetative Symptome und Organbeschwerden, wie sie im Abschnitt »Die wichtigsten körperlichen Symptome« geschildert werden, nicht selten.

Reaktive Depressionen dauern im allgemeinen nicht länger als einige Wochen. Im höheren Alter können sie sich gelegentlich länger hinziehen.

## Die neurotische Depression

Diese Depressionsform kommt am häufigsten im zweiten und dritten Lebensjahrzehnt vor. Die Dauer des Leidens erstreckt sich gewöhnlich über einige Wochen bis Monate, mitunter auch über Jahre. Manche Kranke werden ihr ganzes Leben von gewissen Grundbeschwerden begleitet, ohne dann allerdings ernstlich beeinträchtigt zu sein. Betroffen ist vorwiegend das weibliche Geschlecht. Die neurotische Depression hat ihre Ursache letztlich in einer Störung der Verarbeitung seelischer Erlebnisse. Sie wird häufig dadurch ausgelöst, daß ganz oder teilweise verdrängte Konflikte – meist aus früher Kindheit – plötzlich wieder aktualisiert werden. Entscheidend ist dabei das Zusammentreffen einer neurotischen Persönlichkeit mit entsprechenden Umweltfaktoren. Die Zusammenhänge sind dem Betroffenen meist nicht bewußt.

Die *Persönlichkeitsstruktur* der neurotisch Depressiven muß auch nicht unbedingt auffällige neurotische Züge zeigen. Bei genauerer Betrachtung läßt sich jedoch öfters eine Reihe sogenannter »Brückensymptome« aufdecken, die gleichsam den Bogen von mitunter weit zurückliegenden Erlebnissen in die Gegenwart spannen. Dazu gehören besonders Störungen aus der (frühen) Kindheit wie z. B. Nägelkauen, nächtliches Aufschrecken, Einnässen und Sprachstörungen.

Die häufigsten und markantesten Eigenheiten im Persönlichkeitsbild dieser Kranken finden ihren Ausdruck in folgenden Merkmalen: Geringes Selbstwertgefühl bzw. mangelndes Selbstvertrauen, dem ein übersteigertes Bedürfnis nach Selbstwertbestätigung und Anerkanntwerden gegenübersteht; peinliche Gewissenhaftigkeit, Pflichtbewußtsein und Angst vor Mißachtung gesellschaftlicher Richtlinien; Neigung zu Abhängigkeit und Unselbständigkeit; Tendenz, die eigenen Aggressionen zu unterdrücken und alles zu vermeiden, was Vorwürfe oder feindliche Regungen bei anderen auslösen könnte; oft übertrieben erscheinende Suche nach Wärme und Nähe; einseitige Bindung an enge Wertvorstellungen (tun, was »man« tut); erschwerte Kontaktfähigkeit im zwischenmenschlichen Gefühlsbereich; Hang, sich selbst überkritisch zu sehen oder immer die Schuld bei sich zu suchen, mit Entwicklung von Schuldgefühlen und der Tendenz zur Selbstbestrafung; Furcht vor Bewährungssituationen; verstärktes Bedürfnis nach Hilfe und Unterstützung durch andere; Versuch, sich an andere anzuklammern oder eine Art Symbiose, also (über)enge Lebensgemeinschaft zu bilden; erhöhte Empfindlichkeit gegenüber Verlusterlebnissen wie Enttäuschungen und Kränkungen.

Für die Entstehung einer neurotischen Depression bedarf es – ähnlich wie bei der reaktiven Depression – des Zusammentreffens verschiedener Faktoren. So vordergründig ein bestimmter auslösender Anlaß auch sein mag – als eigentliche *Ursache* ist meist ein komplexes Bündel sich gegenseitig beeinflussender Anlage- und Umweltbedingungen wirksam. Von wesentlicher Bedeutung sind dabei zwei Faktoren, nämlich die Persönlichkeitsstruktur der Eltern und ihr Erziehungsstil, also Erbeinflüsse auf der einen, im Lernprozeß erworbene Eigenschaften auf der anderen Seite.

In der Tat findet sich bei der Suche nach psychologischen Hintergründen oft eine gestörte Eltern-Kind-Beziehung. Meist handelt es sich dabei um Eltern – besonders Mütter,

– die selbst zu Niedergeschlagenheit, Resignation oder Schwermut neigen;
– die fleißig und übergewissenhaft oder unflexibel sind;
– die als distanziert, unterkühlt oder verschlossen geschildert werden und Schwierigkeiten haben, ihre Gefühle zu äußern;
– denen es an Selbstvertrauen mangelt.

Es verwundert nicht, wenn solche Väter und Mütter größere Probleme bei der Erziehung ihrer Kinder haben. Sie sind keine geeigneten Vorbilder, besonders wenn es um den Aufbau eines gesunden Selbstvertrauens der heranwachsenden Kinder geht. So können denn auch Erziehungsbedingungen wie die folgenden depressionsfördernd wirken:

– Eine an übermäßig strengen Grundsätzen orientierte Erziehung. Sie begünstigt die Entstehung von Schuldgefühlen, unterdrückt die Äu-

31

ßerung von Aggressionsregungen und untergräbt das Selbstver-
trauen.
- Fehlen von Zärtlichkeit und Geborgenheit oder gar direkte Ablehnung, Härte und Brutalität.
- Ein mangelndes Verständnis der Eltern für ihre Kinder, worunter vor allem deren Selbstwertgefühl und Kontaktbereitschaft leiden können.
- Eine Tabuisierung der Sexualität. Dabei wird – oft aus (pseudo-)religiösen Erwägungen – alles Geschlechtliche ausgeklammert, verdrängt, unterdrückt oder auch als etwas »Böses« bestraft.

Neben verängstigenden, gespannten oder sogar aggressiven familiären Verhältnissen schadet aber auch eine überfürsorgliche Verwöhnung, weil sie das Bedürfnis des Kindes unterdrückt, sich nach und nach selbständig zu machen. Diese Einengung kann noch schwerwiegender sein als das Ausbleiben liebender Zuwendung in früher Kindheit.

Verschlossene, ernste und wenig lebensbejahende Mütter und Väter binden ihre Kinder oft eng an sich, verhindern ihre Selbstverwirklichung und halten mitunter selbst erwachsene Töchter und Söhne noch lange in Abhängigkeit.

Als *Auslöser* der neurotischen Depression wirken meist Situationen, die mit Überforderung, Prüfung oder Frustration zusammenhängen. Dazu gehören Todesfälle in der Familie, gesellschaftlicher oder beruflicher Abstieg, Umzug, Stellungs- oder Berufswechsel, umgekehrt aber auch Beförderung mit gesteigerter Verantwortung bzw. Verlust der bisherigen Routinemöglichkeiten. Bei starker häuslicher Gebundenheit können es sogar Urlaubsreisen, bei älteren Menschen die Pensionierung oder Berentung sein. Auch biologische Krisenzeiten wie Pubertät, Schwangerschaft, Wochenbett, Wechseljahre können begünstigend wirken.

Im *Beschwerdebild* stehen neben der depressiven Verstimmung besonders unmotivierte Angstzustände, Zwangsmechanismen oder umschriebene und psychosomatische Störungen im Vordergrund. Ein grundlegendes Problem ist die Unfähigkeit, Zufriedenheit, Glück, Ausgeglichenheit und Ruhe zu finden. Der Zugang zum eigenen Inneren scheint versperrt, der Kranke hat die Beziehung zu seinem Körper verloren.

Viele Betroffene sind nicht imstande, sich auch einmal unerlaubte oder gar feindliche Regungen zuzugestehen (»so etwas tut man nicht«). Das führt dazu, daß die sich aufstauenden Aggressionen unterdrückt und dann als einzig mögliche Lösung gegen sich selbst gerichtet werden.

Solche selbstaggressive Regungen können leicht Todesphantasien und schließlich Suizidhandlungen auslösen. Daher ist die Suizidneigung bei der neurotischen Depression häufig anzutreffen. Im Gegensatz zum eher akut-überwältigenden Selbsttötungsdrang der endogen Depressiven ist die Suizidgefahr bei depressiven Neurotikern meist unterschwellig, dafür aber langwierig. Während man bei der endogenen Depression nach Abklingen der depressiven Phase damit rechnen kann, daß auch die Gefahr der Selbsttötung gebannt ist, spielt ein neurotisch Depressiver eigentlich ständig mehr oder weniger mit Suizidgedanken.

All diese Gründe lassen es ratsam erscheinen, die Betreuung solcher Patienten in die Hände eines Psychiaters oder Psychotherapeuten zu legen.

## Die Erschöpfungsdepression

Schon im vorigen Jahrhundert waren für die Entstehung dieses Krankheitsbildes so modern anmutende Ursachen wie fehlende Erholung, schwierige Geschäftslage, aufreibende Pflege kranker Angehöriger oder »sonstige Kümmernisse« bekannt. Besonders in den letzten Jahrzehnten konnte die Erschöpfungsdepression hinsichtlich Ursachen, Beschwerdebild und Verlauf, aber auch in bezug auf die Persönlichkeitsstruktur der Betroffenen genauer erforscht werden, so daß inzwischen eine wirksamere Vorbeugung und Therapie möglich ist. Vor allem weiß man heute, daß es einer jahrelangen seelisch-körperlichen Dauerbelastung bedarf (wobei der psychischen Komponente die weitaus größere Bedeutung zukommt), damit sich eine solche Depresssion entwickeln kann (daher auch die übergeordnete Bezeichnung »depressive Entwicklung«).

Die *Ursachen* und Hintergründe sind vielfältig, weisen aber je nach Geschlecht deutliche Unterschiede auf. So überwiegen bei *Männern* berufliche Konflikte, wie z. B. Übergangenwerden bei Beförderungen, Angst vor Versagen, Zeitnot, ständige Streßsituationen, folgenschwere Entscheidungen; ferner lärmendes, gehetztes Arbeitsmilieu, Existenz- und Konkurrenzkämpfe – auf der anderen Seite aber auch Beförderung, die Überforderung nach sich zieht. Bisweilen pflegen auch Partner- und Familienprobleme sowie andere Schwierigkeiten dazu zu kommen. Bei *Frauen* sind es in erster Linie zwischenmenschliche Nöte, insbesondere sexuelle Konflikte und Familienprobleme. Die Überforderung resultiert hier meist aus der Doppelbelastung durch Haushalt und Halb- oder

Ganztagsarbeit, vor allem, wenn sie als unbefriedigend oder erzwungen empfunden wird. Auch finanzielle Sorgen, mangelnde Aussprachemöglichkeit, Vereinsamung und Entwurzelung können eine wichtige Rolle spielen.

Wie an der Art der Ursachen schon erkennbar, sind vor allem die mittleren Lebensjahrzehnte betroffen. Frauen erkranken häufiger als Männer.

Die *Persönlichkeitsstruktur* der Betroffenen weist häufig gewisse Züge auf, die einer solchen depressiven Entwicklung den Boden bereiten: Diese Menschen sind sehr oft übergewissenhaft und ehrgeizig, aber gleichzeitig von einer Entäußerungsschwäche, die sie daran hindert, sich nötigenfalls zu wehren. Sie »schlucken alles« und haben doch nur eine geringe Fähigkeit, Enttäuschungen zu ertragen. Je mehr der Grundcharakter von neurotischen Zügen geprägt ist, desto geringer müssen die psychischen Belastungen sein, um die Depression in Gang zu bringen. Wie bei den Ursachen und Hintergründen, so lassen sich auch in der Persönlichkeitsstruktur mehr oder weniger ausgeprägte unterschiedliche Schwerpunkte bei Männern und Frauen feststellen:

*Männer* sind eher selbstsicher und ich-bezogen, aufstrebend und perfektionistisch. Es handelt sich nicht selten um leitende Persönlichkeiten, die ständig hohe Verantwortung tragen und wichtige Entscheidungen treffen müssen. Sie schaffen sich selbst Probleme, indem sie die anfallenden Aufgaben nur ungern an andere delegieren (»Alles muß man selber machen«). Dahinter steht aber nicht nur eine überdurchschnittliche Leistungsbereitschaft, sondern auch der unbewußte oder doch uneingestandene Zwang, sich dauernd zu bestätigen. Daraus erwächst dann die Gefahr, sich leistungsmäßig zu übernehmen, mit den klassischen Überforderungssymptomen Nervosität, Getriebenheit, innere Unruhe, Klagen über seelisch-körperlichen Verschleiß und letztlich Leistungsabfall trotz verstärkter Anstrengungen.

*Frauen* mit einer Erschöpfungsdepression sind meist von überempfindlichem, schwernehmendem, gelegentlich etwas kindlich wirkendem Charakter, häufig schüchtern und gehemmt. Oft fehlt ihnen die Fähigkeit, sich zur Wehr zu setzen. Sie lassen sich alles aufbürden, fühlen sich unverstanden und geraten trotz ihrer offenen Wesensart nicht selten in eine Isolation. So bilden sich dann Angst, innere Unsicherheit, Resignation und Mißtrauen aus, die einen Teufelskreis in Gang halten.

Im *Krankheitsverlauf und Beschwerdebild* zeichnen sich in der Regel nacheinander drei recht typische Schwerpunkte ab:

Zuerst die Phase der *Überempfindlichkeit und reizbaren Schwäche*. Sie erstreckt sich über Monate bis Jahre und ist gekennzeichnet durch Nervosität, Fahrigkeit, Mißstimmung, Einschlafstörungen und unruhigen Schlaf, Konzentrationsschwäche, schnelle Ermüdbarkeit und Leistungsrückgang, besonders aber durch unbehrrschte Gefühlsausbrüche und leichte Erregbarkeit. Dies kann bereits in der Familie, schließlich auch bei Vorgesetzten und Untergebenen am Arbeitsplatz unangenehme Folgen haben.

In einer zweiten, *psychosomatischen Phase* greift die gefühlsmäßige Spannung auf den körperlichen Bereich über. Über Jahre hinweg kommt es zu vielfältigen, oft rasch wechselnden vegetativen und funktionellen Beschwerden zum Teil unbestimmt-allgemeiner Art, zum Teil auf bestimmte Gebiete wie z. B. Magen und Darm, Herz und Kreislauf, Stoffwechsel oder Hormonhaushalt begrenzt. Nicht selten stellen sich auch vielfältige und wechselnde Schmerzen ein, die mit Vorliebe an gewissen Schwachpunkten des Organismus auftreten. Solche Schwachstellen können von früheren Unfällen, Operationen oder sonstigen Beeinträchtigungen herrühren oder auch durch normale Verschleißerscheinungen entstanden sein.

Die Reaktion der Betroffenen kann zwar individuell sehr unterschiedlich ausfallen, aber sie bleibt meist nicht aus. Es kommt zu hypochondrischen Befürchtungen, häufigen Arztbesuchen – auch Arztwechseln –, »Selbstbehandlung« mit Alkohol oder medikamentöser Betäubung, schließlich zu hilfloser Resignation und Verzweiflung. Jetzt ist der Punkt erreicht, wo es nur noch irgendeines Auslösers bedarf, um die Depression zum Ausbruch zu bringen. Solche *Auslöser* sind vor allem psychische, aber auch körperliche Belastungen, die unter normalen Umständen ohne weiteres überstanden werden: Infektionskrankheiten, leichte Schädel-Hirn-Verletzungen, Geburten, Operationen, vorzeitige Schwangerschaftsabbrüche usw. Bisweilen kann das auslösende Ereignis aber auch positiver Natur sein, z. B. Urlaub, bestandenes Examen, Beförderung, glücklicher Ausgang eines langwierigen Gerichtsverfahrens.

Der letzte Abschnitt der depressiven Entwicklung, die *depressive Phase*, ist je nach Schwere des Zustandsbildes von sehr unterschiedlicher Dauer, meist jedoch ausgesprochen langwierig. Sie trägt deutlich ängstlich-depressive Züge, verbunden mit innerer Unruhe, Entschlußlosigkeit, Konzentrationsschwäche. Dazu kommen Versagens- und Unfähigkeitsgefühle, vielfältige Krankheitsbefürchtungen, verstärkte Lärm- und Schmerzempfindlichkeit, schwere Schlafstörungen. Die umfassende Beeinträchtigung von Wohlbefinden und Vitalität kann so stark sein, daß eine Erschöpfungsdepression im letzten Stadium fast mit einer endogenen Depression zu verwechseln ist.

## Die endogene Depression

Schon in der Antike gab es eindrucksvolle Beschreibungen der »Melancholia«, und zwar auch jener Form, in der sich Schwermut und krankhafte Hochstimmung abwechselnd beim gleichen Patienten einstellen. Die endogene Depression gilt heute noch als der klassische Typ der Depressionen. Sie ist aber im Vergleich zu anderen depressiven Krankheitsbildern verhältnismäßig selten.

Ihre *Ursachen* sind nach wie vor unbekannt. Eine endogene Depression entsteht letztlich ohne eindeutige Ursache und ohne jeden schlüssigen Zusammenhang mit bestimmten Erlebnissen, »im Inneren«, wie die Bezeichnung »endogen« besagt. Ein erkennbarer Auslöser ist nur in verhältnismäßig wenigen Fällen festzustellen. Dagegen spielt die erbliche Belastung eine gewisse Rolle.

Zur *Alters- und Geschlechtsverteilung* läßt sich feststellen: Frauen sind mit 60–70 % deutlich häufiger betroffen als Männer. Dabei tritt die Erkrankung beim weiblichen Geschlecht vorwiegend im Alter zwischen 20 und 30 Jahren oder in den Wechseljahren auf. Männer erkranken häuptsächlich im Alter zwischen 40 und 50 (bis 60) Jahren. Das Auftreten einer endogenen Depression im Kindes- oder Jugendalter ist selten.

Hinsichtlich der *Persönlichkeitsstruktur* herrscht heute in der Wissenschaft die Meinung vor, daß es weder für die Mehrzahl der endogenen Depressionen noch der Manien spezifische Merkmale gibt. Trotzdem fallen dem aufmerksamen Beobachter immer wieder bestimmte Charakterzüge auf: Endogen Depressive machen häufig einen pflichtbewußten, gewissenhaften, korrekten, ja pedantischen Eindruck. Im Arbeitsleben zeigen sie Fleiß und Einsatz, auch unter Inkaufnahme erhöhten Zeitaufwandes. Zumeist gelten sie als freundlich, mitfühlend und hilfsbereit. Es kann aber auch zu Episoden von unangemessener Reizbarkeit und Aggressivität kommen. Manche Patienten dagegen sind zaghaft, grüblerisch, verschüchtert oder empfindsam und launisch.

Im allgemeinen versuchen sie, sich aus allen Auseinandersetzungen und Reibereien herauszuhalten oder ausgleichend einzuwirken. Familie und Arbeitsumfeld pflegen davon zu profitieren. Als Vorgesetzte sind solche Menschen betont liebenswürdig und verständnisvoll, können jedoch sehr konsequent und unbeugsam werden, wenn es um die Durchsetzung ihrer Ansichten geht (»sanfte Tyrannei«). In untergeordneter Stellung werden sie als hilfsbereit, treu, zuverlässig, dienstwillig und engagiert bezeichnet, meist in langjährigen Arbeitsverhältnissen stehend und als Mitarbeiter geschätzt.

Die endogene Depression zeigt drei unterschiedliche Verlaufsformen:

1. *Die monopolare Form.* Sie kann aus mehreren depressiven Phasen oder auch aus einer einmaligen depressiven Phase bestehen. In beiden Fällen fehlen manische Phasen.
2. *Die bipolare Form:* Bei ihr treten in meist unregelmäßigem Wechsel depressive und manische Phasen auf (Zyklothymie).
3. *Die Spät- oder Involutionsdepression* im Rückbildungsalter mit meist (langwierigen) depressiven Phasen.

Die *Dauer der Phasen* ist sehr unterschiedlich. Im Extremfall können es wenige Tage oder mehrere Jahre sein. Die durchschnittliche Phasendauer liegt zwischen drei und 12 Monaten, in zwei Dritteln aller Fälle zwischen drei und sieben Monaten. Lange Phasen finden sich vorwiegend bei der Spät- oder Involutionsdepression. Kurzphasige Verläufe von nur wenigen Tagen oder gar Stunden sind eine Seltenheit.

Der *Ablauf der Phasen* ist ebenfalls sehr variabel. Mit zunehmendem Alter zeigen die depressiven Phasen eine Neigung zu flacherem und kürzerem Verlauf. Gegen das Phasenende nehmen sie manchmal eine Wellenform an, daß heißt kleinere Rückschläge wechseln mit Zeiten leichter Hochstimmung. Treten mehrere Phasen innerhalb eines Jahres auf, so sind sie häufig jahreszeitlich gebunden (vorwiegend Frühjahr und Herbst.)

Auch die zwischen den Phasen liegenden symptomfreien Zeiten variieren stark. Sie schwanken zwischen einigen Tagen und mehreren Jahren. Mit zunehmendem Alter scheinen sich diese »freien Intervalle« zu verkürzen.

Es wurde schon erwähnt, daß nur in relativ wenigen Fällen ein *Auslöser* für eine depressive Phase festzustellen ist. Man schätzt, daß bei etwa einem Fünftel der Phasen eine aktuelle Ursache für die Auslösung verantwortlich ist. Dabei reagieren Frauen besonders empfindlich auf seelische »Provokationen«, Männer eher auf berufliche Probleme und Besitzeinbußen. Die Mehrzahl aller psychischen Auslöser sind Verlustsituationen wie Tod oder Trennung von Angehörigen, Scheidung, Änderung oder Verlust des Arbeitsplatzes; berufliche Zurücksetzung, Bedrohung der sozialen Stellung; auch sexuelle Probleme können eine depressive Phase auslösen; gelegentlich sind es sogar positive Ereignisse wie plötzliche Entlastung nach längerdauerndem seelisch-körperlichem Streß (bestandenes Examen, vollendeter Hausbau). Auch körperliche Auslöser kommen gelegentlich vor, wie z. B. Kuraufenthalte, Abmagerungskuren, Lungen-, Leber- oder Venenentzündungen, Kopfverletzungen usw.

*Beschwerdebild*: Unter den vielen Symptomen, die bei einer endogenen Depression auftreten können, gelten die folgenden als besonders charakteristisch:

- Schlafstörungen, vor allem Früherwachen mit Grübeln.
- Stimmungstief am Morgen (»Morgengrauen«), dem gelegentlich eine abendliche Aufhellung gegenüberstehen kann.
- »Vitale« Traurigkeit, die alle seelischen, geistigen und körperlichen Schichten des Betroffenen durchdringt.
- Selbstbeschuldigung mit Neigung zu selbstzerstörerischen Regungen (Suizidgefahr).
- Hypochondrische Wahnideen; Krankheits-, Verarmungs- und Versündigungswahn; wahnhafte Schuldgefühle.
- Plötzliche, übergangslose, unmotivierte Aufhellung der depressiven Verstimmung.

Die relativ häufige erbliche Belastung wurde bereits angesprochen. Weitere Charakteristika sind Appetit- und Gewichtsverlust, seelisch-körperliche Hemmung oder Erregung, Energie- und Interessenlosigkeit, sexuelle Gleichgültigkeit, Denk- und Konzentrationsstörungen, immer wiederkehrende Suizidgedanken.

Meist wirken die Betroffenen seelisch und körperlich wie gelähmt und erloschen. Sie können nicht mehr denken, halten sich für unheilbar krank und klagen über vielfältige Beschwerden, die manchmal regelrecht verworren geschildert werden. Nicht selten wirken die Nöte völlig fremd und uneinfühlbar. Schon rein äußerlich bieten die Patienten oft ein Bild des tiefsten Jammers. Ja man kann sagen, daß von allen depressiven Krankheitsbildern die endogene Depression als das leidvollste erscheint.

# Somatogene Depressionen

Die auch als »Begleitdepressionen« bezeichneten somatogenen, d. h. körperlich begründbaren Depressionen treten entweder im Zusammenhang mit einer direkten Hirnschädigung (*organische Depression*) oder im Gefolge einer sonstigen Erkrankung auf, bei der sekundär eine Hirnschädigung (*symptomatische Depression*) eintritt. Da die ursächliche Erkrankung in der Regel das ganze diagnostische und therapeutische Augenmerk auf sich zieht, bleibt die Depression häufig unentdeckt. Wenn aber die unerkannte seelische Störung auf alle Körperfunktionen »durchschlägt«, vermag sie die Genesung der Grunderkrankung erheblich zu verzögern oder gar zu verhindern. Oft kann deshalb ein solch stockender Heilungsprozeß durch eine konsequente antidepressive Behandlung wieder in Gang gebracht werden.

## Die organische Depression

Organisch bedingte depressive Zustände gehen auf eine primäre Störung der Hirnfunktion infolge einer direkten Beeinträchtigung der Gehirnsubstanz zurück. Sie haben besonders in den letzten Jahrzehnten mit der Überalterung der Bevölkerung sowie durch die Zunahme von Schädel-Hirntraumen an Bedeutung gewonnen.

Als *Ursachen* bzw. Auslöser kommen in Betracht: altersbedingte Veränderungen des Gehirns (z. B. Hirnarteriosklerose); Folgezustände von Gehirnunfällen (Gehirnerschütterung, Gehirnquetschung); Gehirntumoren; Hirnhautentzündung und Gehirnentzündung; Epilepsie usw.

Herausragende Symptome im *Beschwerdebild* sind vor allem Merk- und Konzentrationsstörungen, nicht selten Desorientierung in bezug auf Ort und Zeit oder sogar in bezug auf die eigene Person. Im weiteren eine mangelnde Beherrschung von Gefühlsäußerungen, seelisch-körperliche Verlangsamung und geistige Einengung sowie eine Neigung zu monotonen Klagen; oft auch ängstliche Gespanntheit und gereizte Stimmungslage.

Patienten mit schweren hirnorganischen Abbauvorgängen können äußerlich eine durchaus gut erhaltene Persönlichkeit darstellen. Vielfach gelingt es ihnen über lange Zeit, eine intakte Fassade aufrecht zu erhalten. Bei genauem Hinsehen läßt sich aber doch z. B. eine rasche Ermüdbarkeit, Wiederholung der gleichen Fragen und Antworten, Verlegen von Gegenständen usw. beobachten.

Vom *Verlauf* her pflegen charakteristische Tagesschwankungen mit

Morgen- oder Abendtief zu fehlen. Dafür kann die Stimmung rasch wechseln. Manchmal sind die Verstimmungszustände nur von kurzer Dauer, dann wieder treten langdauernde depressive Episoden auf.

### Die symptomatische Depression

Hier handelt es sich um depressive Zustände bei körperlichen Erkrankungen, die eine indirekte Beeinträchtigung der Hirnfunktion zur Folge haben.

Die häufigsten *Ursachen* sind Infektionskrankheiten wie grippale Infekte, Lungen-, Leber-, Venenentzündungen, ferner Nierenerkrankungen (Harnvergiftung), starke Asthmaanfälle, Zuckerkrankheit, Unterfunktion der Schilddrüse, Herz-Kreislauferkrankungen usw. Auch dem Blutdruckverhalten kommt eine besondere Bedeutung zu, insbesondere bei zu niedrigen Werten. Dabei kann selbst bei Hochdruck eine geringe oder als »Normalisierung« des Blutdrucks beabsichtigte Senkung des oberen (systolischen) Blutdruckwertes zu einer vorübergehenden Unterversorgung des Gehirns führen und dadurch bei entsprechender Disposition einen Depressionszustand auslösen oder verstärken. Dies findet sich nicht zuletzt bei jenen Präparaten, die den blutdrucksenkenden Stoff Reserpin enthalten.

Auch bei einigen anderen Medikamenten bestätigt sich immer mehr der Verdacht, daß sie – besonders bei längerdauernder oder mißbräuchlicher Einnahme – depressive Verstimmungen auslösen oder unterhalten können. Dazu zählen Sexualhormone, Steroide (z. B. Nebennierenrindenhormone), Ovulationshemmer (»Pille«) und vor allem der Mißbrauch von Beruhigungs-, Schlaf- und Schmerzmitteln sowie von Rauschdrogen. Schließlich können manche moderne Therapieverfahren, so segensreich sie sonst auch sind, wie z. B. Dialyse (Blutwäsche) oder Herzschrittmacher, depressive Zustände provozieren.

## Depressionen im höheren Lebensalter

Im letzten Jahrhundert zeichnete sich eine biologische Revolution ab: Die durchschnittliche Lebensdauer stieg in einem einmaligen Ausmaß: in Deutschland für Männer von 40 auf 71 und für Frauen von 44 auf 78 Jahre. Derzeit bildet das »dritte Lebensalter« mit fast 10 Millionen Menschen, die über 65 Jahre alt sind, die am stärksten zunehmende Bevölkerungsgruppe. Doch die ersehnte Langlebigkeit hat ihren Preis, und das ist das Auftreten entsprechender Erkrankungen. Eine Vielzahl von Beschwerden wächst mit steigendem Alter und führt dazu, daß mehr als jeder Dritte gleich mehrfach belastet ist: Gefäßleiden, insbesondere Arteriosklerose der Herz- und Hirngefäße, Krankheiten der Atmungsorgane, rheumatische Beschwerden im Bereich von Muskeln und Gelenken sowie Krebs. Vor allem aber sind es seelische Störungen, die etwa jeden Vierten jenseits der Pensionierungsgrenze beeinträchtigen.

*Reaktive depressive Verstimmungen* sind am häufigsten. Sie gehen im Alter weniger auf einen nachfühlbaren Schicksalsschlag zurück, mehr auf eine Vielzahl meist situationsgebundener Ursachen, überwiegend Verlustprobleme jeglicher Art: gesellschaftliche und berufliche Stellung, Ansehen, finanzielle Sicherung, Auseinandersetzungen mit Angehörigen und Nachbarn u. a. Das hat im wesentlichen zwei Gründe:

– *Die Trostlosigkeit* der äußeren Umstände im Leben vieler alter Menschen: Nachlassen von Gesundheit und Leistungsfähigkeit, erzwungene Untätigkeit, Verlassenheit und Vereinsamung, materielle Not usw. Ferner spielen zwischenmenschliche Konflikte in dieser Lebensphase eine besondere Rolle, insbesondere Unstimmigkeiten mit den jüngeren Angehörigen und deren Lebensstil, aber auch Ortswechsel, der im höheren Lebensalter leicht zur Entwurzelung wird (»Umzugsdepression«) sowie der Verlust naher Angehöriger. Hier spielt auch das Deutlichwerden der eigenen Vergänglichkeit mit herein, besonders wenn zuvor die Fragen um das Älterwerden und den Tod lange verleugnet oder verdrängt wurden. Oft genug sind es auch Entwicklungen, die vorhersehbar, früher vielleicht sogar erwünscht waren: z. B. Pensionierung (»Pensionierungsbankrott«) oder Berentung (»Rentenschock«), das Selbständigwerden der Kinder (was zwar normal und erwünscht ist, jetzt aber als schmerzlicher Verlust der Elternrolle interpretiert wird), die Aufgabe der beruflichen Stellung mit Schmälerung von Ansehen, Einfluß, Macht usw. Auf allem lastet die nachvollziehbare aber schmerzliche Erkenntnis, daß die Einstellungsfähigkeit auf Neues nachgelassen hat, die Empfindsamkeiten jedoch größer und die Abwehrmöglichkeiten geringer geworden sind.

– *Altersbedingte hirnorganische Abbauprozesse:* Die häufigsten seelischen Erkrankungen im höheren Lebensalter sind Depressionen sowie die Demenz, d. h. erworbener Schwachsinn. Letzterer spielt in unserer Zeit eine immer größere Rolle. Man spricht aufgrund der raschen Überalterung sogar von einer »leisen Epidemie der Demenz«. Da diese beiden häufigsten Altersfolgen sich gegenseitig verstärken, ja sogar ein ähnliches Beschwerdebild entwickeln können, das dann zu Täuschung und folgenschweren Fehlurteilen führen kann, soll später noch einmal darauf eingegangen werden.

*Endogene Depression:* An der erstmals im vorgerückten Alter (man spricht auch von »Rückbildungsalter« oder Involution) ausbrechenden endogenen Spät- oder Involutionsdepression ist charakteristisch, daß es überwiegend zu depressiven Phasen kommt, die im allgemeinen einen flacheren Verlauf zeigen, sich aber dafür länger hinziehen (chronisch zu werden drohen) und daß sich die gesunden Intervalle zwischen den Phasen verkürzen können. Frauen sind fast doppelt so häufig betroffen wie Männer.

Oft beginnt es mit einer Phase »allgemeiner Nervenschwäche«, in der über vielfältige, häufig wechselnde Beschwerden geklagt wird. Nicht selten werden verschiedene Ärzte aufgesucht. Viele Patienten lassen sich von Diagnose und Behandlungsvorschlag nur schwer überzeugen und damit konsequent behandeln, klammern sich aber andererseits förmlich an Angehörige, Pflegepersonal oder »ihren Doktor« an. Die Mehrzahl zeigt ein ängstlich-unruhig-gespanntes Bild mit oft mißtrauischen, hypochondrischen, bisweilen wahnhaft anmutenden Zügen.

Manche für eine Depression sonst typischen Symptome können im Alter zurücktreten. Anstelle von Schwermut oder Bedrücktheit treten häufig unbestimmte Angst und Getriebenheit, weinerliche Mißgestimmtheit und Klagsamkeit, die sich bis zu hysterisch anmutenden Reaktionen zu steigern vermögen (»Jammerdepression«). Statt Früherwachen und depressivem »Morgengrauen«, statt Appetitverlut mit Gewichtsabnahme herrscht eher ein allgemeines Gefühl der Mattigkeit und raschen Erschöpfbarkeit vor. Auch der für schwere endogene Depressionen bezeichnende Verarmungs-, Schuld- oder Versündigungswahn tritt oft in den Hintergrund zugunsten hypochondrischer Befürchtungen, die durch das ständige Gedankenkreisen und Hineinhorchen in den eigenen Körper unterhalten werden. Die entsprechenden Klagen lassen damit noch öfter als sonst an eine körperliche Krankheit denken und ziehen vielfältige Untersuchungsmaßnahmen nach sich, die in diesem Alter naturgemäß immer irgendwelche abweichenden Befunde erbringen. Damit aber kann die Diagnose einer Depression und ihre adäquate Behandlung wieder in den Hintergrund gedrängt werden – der Teufelskreis beginnt.

So langwierig und schleppend diese Depressionen im höheren Lebensalter auch verlaufen mögen: Auch sie klingen früher oder später wieder ab. Ausnahmen sind selten und werden meistens durch mangelnde Mitarbeit bei der ärztlichen Behandlung verschuldet. Fast immer kann der Betroffene wieder zu seinem normalen Verhalten zurückfinden und sein Arbeitspensum bewältigen. Doch das Suizidrisiko bleibt hoch, besonders wenn der ältere Depressive keine Zuwendung und Ansprache mehr findet und vereinsamt.

## Zur Unterscheidung zwischen Altersschwachsinn und Depression im höheren Lebensalter

Wie bereits erwähnt, sind die beiden häufigsten seelischen Erkrankungen im höheren Lebensalter die Depression und die Demenz, also der erworbene Schwachsinn. Dabei fällt immer öfter in den Massenmedien der Begriff der Alzheimerschen Krankheit. Das ist ein Zerfall von Nervenzellen und die Anhäufung bestimmter Eiweißabbauprodukte im Gewebe jener Großhirngebiete, die für Aufmerksamkeit und Gedächtnisleistung verantwortlich sind. Die Folge ist ein fortschreitendes Nachlassen von Gedächtnis, Intelligenz und Erlebnisfähigkeit sowie bestimmte körperliche Einbußen.

Wenn nun ein Mensch im jüngeren oder mittleren Lebensalter über Merk- und Konzentrationsstörungen, Energielosigkeit, Ratlosigkeit, Entscheidungsunfähigkeit, den Verlust gefühlsmäßiger Beziehungen usw. zu klagen beginnt, so ist das für dieses Alter ungewöhnlich und man denkt – heute häufiger als früher – u. a. an eine Depression. Von dieser aber weiß man, daß sie nach entsprechender Behandlung wieder folgenlos abheilt.

Wenn jedoch ein älterer Mensch dieses Beschwerdebild bietet, drängt sich zumindest schneller die Diagnose eines »Altersschwachsinns« auf. Von einem solchen Leiden aber nimmt man in der Bevölkerung an, daß es nicht mehr zurückgeht. Eine Demenz gilt im Volksmund als das, was man respektlos mit »Altersverblödung« umschreibt: schicksalhafter, unabwendbarer »geistiger Tod«.

Diese unglückselige Abwertung, die für die Betroffenen verheerende Folgen hat, stimmte in dieser pessimistischen Ausschließlichkeit nie ganz. Wenn man alle Behandlungsmaßnahmen ausschöpft und vor allem die Eigeninitiative mobilisiert, kann ein solcher Abbau aufgehalten, zum Teil sogar rückgängig gemacht werden. Im übrigen gibt es eine weitgehend unbekannte Zahl von Ursachen, die eine vorübergehende Demenz vortäuschen können. Auch das ist viel zu wenig bekannt. Dazu gehören beispielsweise der Einfluß bestimmter Medikamente, ferner Hormon- und Stoffwechselstörungen, Ernährungsmangel, die Folgen von Tumoren und Unfällen, ja sogar so normale Alterserscheinungen wie Schwerhörigkeit oder nachlassende Sehkraft. Ist der Schadstoff ausgeschaltet oder der Mangel behoben, geht auch in der Regel die dementielle Störung wieder zurück.

Depressive Zustände im höheren Lebensalter können eine solche »depressive Pseudodemenz« vortäuschen. In der Tat sind beide Krankheitsbilder leicht zu verwechseln.

Deshalb im folgenden einige wichtige Unterscheidungsmerkmale:

**Für eine Depression spricht:**

– ein zeitlich umschriebener, rascher Beginn;
– eine relativ überschaubare Dauer;
– ein schnelles Voranschreiten des Krankheitsbildes;
– seelische Störungen und eine entsprechende erbliche Belastung in der Vorgeschichte;
– eine besondere Betroffenheit des in der Regel verunsicherten Patienten, der sich selbst anklagt und seine »Fehler« übertreibt, der sich vor allem des Verlustes seiner Gedächtnisleistung schmerzlich bewußt ist und darauf resigniert oder verzweifelt reagiert;
– wenn der Betreffende zwar ratlos erscheint, sich aber trotzdem in seiner Umgebung zurechtfindet und ggf. Hilfe zu finden weiß;
– wenn Schuldgefühle, besonders wegen angeblicher Versäumnisse und Leistungseinbußen geäußert werden;
– wenn der Betreffende sich zunehmend resigniert, ängstlich und verunsichert zurückzieht und damit in gesellschaftliche Isolation zu geraten droht.

**Dagegen spricht eher für eine Demenz:**

– wenn der Beginn schwer erkennbar, langsam und schleichend verläuft;
– wenn sich selbst auf lange Dauer keine Besserung mehr erkennen läßt, das Krankheitsbild sich langsam verschlechtert;
– wenn der Patient sich des Verlustes von Gedächtnis, Merkfähigkeit, Auffassungs- und Urteilungsvermögen nicht bewußt ist, sich keinesfalls »schuldig« fühlt, entsprechende Konsequenzen anderen Personen oder mißlichen Umständen zuschiebt, keine Unsicherheit erkennen läßt und sogar bemüht ist, weitere Aufgaben zu übernehmen;
– wenn das Gedächtnis für kurze Zeit zurückliegende Ereignisse (Kurzzeitgedächtnis) stärker beeinträchtigt ist als für frühere Ereignisse (Langzeitgedächtnis);
– wenn »beinahe richtige« Antworten die Regel werden, die jedoch immer öfter am eigentlichen Thema vorbeigehen;

– wenn selbst in vertrauter Umgebung schließlich Orientierungsstörungen auftreten, zuletzt sogar zur eigenen Person;
– wenn Unruhe- und Verwirrtheitszustände vor allem nachts zunehmen;
– wenn keinerlei Rückzugstendenzen, Schuldgefühle oder Isolationsneigung zu erkennen sind, im Gegenteil: der Patient soziale Kontakte aktiv aufrecht zu erhalten versucht und bei seinen Einbußen zu Verharmlosung oder Beschönigung neigt.

Selbstredend bleibt auch hier dem behandelnden Arzt das letzte Wort. Doch ist er gerade bei einer solchen schwierigen Unterscheidung auf konkrete Situationsschilderungen seitens der gut informierten Angehörigen angewiesen, da der Patient ja in beiden Fällen wenig Objektives dazu beitragen kann.

# Depression und Suizid

Allein in der Bundesrepublik Deutschland nimmt sich etwa alle 40 Minuten ein Menschen das Leben. Das sind zwischen 13– und 14 000 Tote pro Jahr. Damit haben die Suizide inzwischen die Straßenverkehrsopfer durch Kraftfahrzeugunfälle (etwa 8500 pro Jahr) bei weitem überflügelt. Dazu – so schätzt man – kommen rund fünf- bis zehn- (oder gar 20) mal so viele Versuche pro Tag. Die Dunkelziffer ist hoch.

*Begriff*: Auch heute wird der Tod von eigener Hand am häufigsten noch als Selbstmord bezeichnet. Doch damit wird diese Handlung gleichsam als Verbrechen diskriminiert. Deshalb spricht man in der Wissenschaft und mehr und mehr auch in der Allgemeinheit lieber von Suizid (vom lateinischen: sua manu cadere = durch eigene Hand fallen). Weitere Bezeichnungen wie Selbsttötung, Freitod, Selbstvernichtung u. a. konnten sich bisher nicht durchsetzen und weisen bei genauem Hinsehen alle kritikwürdige Einschränkungen auf. Es empfiehlt sich deshalb auch im allgemeinen Sprachgebrauch den neutralen Begriff »Suizid« zu verwenden.

*Alters- und Geschlechtsverteilung*: Der Anteil männlicher Suizidanten ist in den letzten Jahrzehnten besonders in der Altersgruppe zwischen 15 und 44 (Maximum: 15–29) Jahren überproportional gewachsen. Ein zweiter Altersgipfel liegt zwischen 55 und 74 Jahren. Beim weiblichen

Geschlecht sind es ebenfalls zwei Schwerpunkte: zum einen die Altersstufe zwischen 25 und 34, vor allem aber ab dem 55. Lebensjahr. Damit sind besonders zwei gefährdete Gruppen im Auge zu behalten: Männer in jungen und mittleren Lebensjahrzehnten sowie Frauen im mittleren und höheren Lebensalter.

Bei der *Suizidart* unterscheidet man »harte« und »milde« Methoden. *Harte Methoden* führen naturgemäß eher zu einem tödlichen Ausgang. Dazu zählen das Erhängen, der Todessturz aus großer Höhe bzw. vor Zug oder Auto und das Erschießen. Eine statistisch eher untergeordnete Rolle spielen schließlich Verbluten durch Schlagaderverletzungen, Ertrinkungstod, der Suizid am Steuer (Auto-Suizid) sowie die Selbstverbrennung. Beim Schlagaderschnitt oder auch Stich in Herz oder Unterleib finden sich vor allem Suizidopfer im Rahmen einer Geisteskrankheit.

Bei den *»milden« Methoden* steht an erster Stelle die Vergiftung, besonders mit Schlaf- und Schmerztabletten. Noch häufiger werden Beruhigungs- und Schlafmittel gewählt. Gefährlich sind auch Pflanzenschutzmittel sowie Autoabgase.

In der wachsenden Zahl der kombinierten Verfahren sind es fast immer Alkohol und Medikamente (zumeist Beruhigungsmittel), die als Hemmungslöser dienen.

Der sogenannte erweiterte Suizid oder *Mitnahmesuizid* ist eine zwar seltene, aber besonders erschütternde Sonderform des Suizids. Man versteht darunter eine Suizidhandlung, bei der noch ein oder mehrere Opfer mit in den Tod gezogen werden. Oft handelt es sich um verheiratete Mütter zwischen 30 und 40 Jahren mit einer schweren endogenen Depression, die in ihrer krankheitsbedingten Trostlosigkeit ihre meist minderjährigen Kinder »erlösen« wollen. Nicht selten trifft es die häufig ahnungs- und wehrlosen Opfer, während dann der Mut und die Kraft für die Selbsttötung nicht mehr ausreichen.

## Ursache und Motiv

Der Suizid ist ein spezifisch menschliches Problem. Nur der Mensch kann seinen eigenen Tod wollen. Selbstzerstörerisches Verhalten wie bei manchen Tierarten (Todesmarsch der Lemminge, Stranden von Walfamilien u. a.) gilt nicht als Suizid, da es nicht mit der Vorstellung des Todes verknüpft ist und im übrigen auf ganz andere Ursachen zurückgeht. Der »Freitod« fand sich überall und zu jeder Zeit. Er kam auch in primitiven Gesellschaften vor und durchzog alle Epochen der Geschichte. Wahrscheinlich gibt es kaum einen Menschen, dem noch nie in irgendeiner Form der Gedanke an Suizid gekommen wäre.

Von jeher waren Suizid und Suizidversuch Gegenstand heftiger Auseinandersetzungen. Schon im letzten Jahrhundert versuchte man diesem Phänomen mit wissenschaftlichen Methoden zu begegnen. Dabei kam man zu dem Ergebnis, daß die Suizidhandlung auch und vor allem durch die Struktur der Gesellschaft und die beispielsweise damit verbundene Isolation des einzelnen bedingt sei. Daraus entwickelten sich im wesentlichen zwei Theorien: Die eine vertrat die Ansicht, daß auch ein »normaler Mensch« Suizid begehen könne, ja, daß sich die menschliche Freiheit erst in ihrer Suizidfähigkeit äußere. Die andere Seite war der Ansicht, daß bei jedem Suizid Innen- und Außenfaktoren, also Ursache und Motiv zusammenwirken müßten. Schließlich wurde immer wieder der sogenannte »Bilanzselbstmord« diskutiert, eine Suizidhandlung als freier Willensentscheid bei völliger geistiger Gesundheit aber unter menschlichen Extrembedingungen (z. B. politische oder rassische Verfolgung, wirtschaftlicher Ruin), die ein Weiterleben nicht mehr ertragbar erscheinen lassen.

Heute diskutiert man neben den gesellschaftlichen Ursachen vermehrt die Theorie der narzißtischen Krise in der Psychologie des Suizids. Eine narzißtische Kränkung ist die schmerzliche Gefühlserfahrung, die ein plötzlicher Verlust in der äußeren oder »innerseelischen« Realität hinterläßt. Vor allem neurotische, insbesondere narzißtische Persönlichkeitsmerkmale führen zu einer oft bis in die Kindheit zurückreichenden Vorgeschichte suizidaler Gedanken, Vorbereitungen oder gar (heimlicher) Handlungen.

Für die praktische Vorbeugung ist aber die Unterscheidung in Ursache und Motiv nach wie vor wichtig. Die Ursache sieht man auch heute noch in einer meist ernsteren seelischen Störung oder gar Erkrankung. Sie wird oft nicht bzw. nicht rechtzeitig erkannt. Die Motive dagegen, die sofort ins Auge fallen, täuschen gerne die entscheidende »Ursache« vor.

Als *wichtigste Ursachen* drohender Suizidalität gelten:

- *Depressive Zustandsbilder:* Rund zwei Drittel aller Betroffenen, die Hand an sich legen, leiden unter depressiven Verstimmungen. Gefährdet sind vor allem endogen Depressive, insbesondere im höheren Lebensalter. Auch körperlich begründbare (somatogene) Depressionen sind im Auge zu behalten. Die maskierten Depressionsformen stellen insofern eine besondere Risikogruppe dar, als die zugrundeliegende Depression hinter den körperlichen Krankheitszeichen oft verkannt oder falsch interpretiert wird.

- *Drogenabhängigkeit im weitesten Sinne:* Dazu zählen Alkoholismus, Rauschgiftsucht, Medikamentenmißbrauch und vor allem die Mehrfachabhängigkeit. Drogenmißbrauch wird schon an sich als »Selbstmord auf Raten« bezeichnet.

- *Psychopathische und neurotische Entwicklungen:* Abnorme Persönlichkeiten oder Persönlichkeitsstörungen bzw. Menschen mit einer depressiven oder anderen Neuroseform sind eher bei Suizid*versuchen* zu finden, die aber dennoch und oft genug tödlich enden können. Dies vor allem dann, wenn zuvor häufig mit einer Suizidhandlung gedroht worden war und die entnervte Umgebung solche »erpresserische Hilferufe« schließlich nicht mehr ernst nimmt bzw. vor Erschöpfung nicht mehr ernstnehmen kann.

- *Schizophrene Psychosen* fallen besonders durch unerwartete, bisweilen heroische oder bizarre Suizide auf (Stich in den Leib, Halsaderschnitt, Schienentod u. a.). Dabei handelt es sich nicht selten um stationär behandelte chronisch Kranke, die jede Hoffnung verloren haben.

- *Krankheitsverlauf:* Neben dem Krankheitsbild ist es vor allem der Verlauf, der als entscheidende Ursache beachtet werden muß. So sind akute Leiden relativ selten bedroht, Patienten mit mehrfachen Rückfällen häufiger, chronische am stärksten betroffen. Man wird also – entgegen der gängigen Gewohnheit – um so hellhöriger werden müssen, je länger sich ein Mensch seelisch und / oder körperlich zu quälen hat (auf die Stillen oder still Gewordenen achten!).

Im allgemeinen sind die *Motive* zum Suizid augenfälliger, wie auch die psychosozialen und gesellschaftlichen Beweggründe, denen heute wieder eine größere Bedeutung zuerkannt wird. Welches sind nun die häufigsten Belastungen (Motive)?

- *Partner- bzw. weitere zwischenmenschliche Probleme*, vor allem zwischen Ehepartnern, aber auch Freund / Freundin, Kindern, Eltern, ferner Verwandten, in Nachbarschaft, Freundeskreis, unter Arbeitskollegen, mit Vorgesetzten.

- *Vereinsamung* gehört zu den gefährlichsten, weil meist unerkannten, vernachlässigten oder bewußt bzw. unbewußt übersehenen Faktoren. Dies trifft vor allem ältere Menschen im allgemeinen und Männer im besonderen. Dabei ist mit Nachdruck auf Verwitwete und Geschiedene zu achten.

Der Mann wird vor allem von seinem Arbeitsplatz absorbiert. Die

Frau pflegt dafür eher die familiären und nachbarschaftlichen Kontakte und die des Freundeskreises. Witwen können deshalb in der Regel auf ein funktionierendes Netz von Beziehungen zurückgreifen. Die von der verstorbenen Frau des verwitweten Mannes gepflegten Kontakte beginnen dagegen rasch zu verblassen oder sich aufzulösen, werden vielleicht von dem in diesem Punkt weniger engagierten Ehemann auch nicht so intensiv genutzt. Im übrigen ist der ältere, plötzlich alleinstehende Mann meist hilfloser, nicht nur was Essen und Wohnung anbelangt (was sich noch am ehesten durch fremde Hilfe arrangieren läßt), sondern vor allem auch in psychologischer Hinsicht. Das wird gerne übersehen und führt dann zu Rückzug, Vereinsamung, Isolation und damit verstärkter Suizidgefahr, besonders wenn noch zusätzlich ein zermürbendes chronisches Leiden hinzukommt.

- *Berufs- und Schulprobleme*: Hier sind es Faktoren wie »Ausnützung« oder »Unterdrückung am Arbeitsplatz«, was nicht zuletzt die Frau trifft. Ob ein ständig bedrohter Arbeitsplatz oder gar eine längere Arbeitslosigkeit zu einer statistisch faßbaren Erhöhung der Suizidgefahr führen können, ist umstritten. Daß dadurch eine Neigung zu Lebensüberdruß bis hin zu ernsteren Suizidüberlegungen intensiviert werden kann, gilt indessen als sicher. Immer häufiger wird in den Massenmedien auch von Suizidversuchen oder vollendeten Selbsttötungen junger Menschen nach Zeugnisausgabe oder sonstigen Schulnöten berichtet. So erschütternd derlei auch sein mag, gesamthaft gesehen sind diese Motive als alleinige Auslöser bis jetzt noch relativ selten. Meist handelt es sich um eine unglückliche Verkettung belastender Ereignisse, die zudem oftmals noch auf eine labile junge Persönlichkeit in einem kritischen Entwicklungsstadium trifft.
- Auch *finanzielle Schwierigkeiten*, insbesondere eine wachsende oder erdrückende (teilweise auch nur überbewertete) Schuldenlast können gelegentlich zum Suizidmotiv werden.
- *Bei Krankheit und Schmerzbildern* handelt es sich – wie wiederholt erwähnt – weniger um akute, eher um langwierige Leiden, die auf Dauer zuermürben und wenig Hoffnung lassen.
- *Zu den übrigen Beweggründen*, die eine Suizidalität bedrohlich zuspitzen können, gehören beispielsweise Strafverfahren (»Schande«, Ausweglosigkeit), politisch, rassisch oder religiös Verfolgte sowie – für viele wahrscheinlich überraschend – der Führerscheinverlust. Entscheidend ist hier zwar einerseits eine Mehrfachbelastung (z. B. Unfallfolgen, Prozeß, weitere Konsequenzen), andererseits aber

auch die Entziehung eines Statussymbols, zu dem der Führerschein inzwischen hochstilisiert wurde. – Ein wichtiger Faktor, über den man wenig liest oder hört, weil er sich weitgehend privat abspielt, sind auch sogenannte »erinnerungsschwere Daten«. Zumeist handelt es sich um peinliche, kränkende, verzweiflungsvolle persönliche Ereignisse, Niederlagen, Enttäuschungen oder sonstige Belastungen, die auf ein ohnehin labiles Gemütsleben treffen, um sich beim entsprechenden Jahrestag gefährlich zuzuspitzen.

Am Ende des Therapieteils dieses Buches (S. 73) werden wir noch einmal auf dieses wichtige Thema und insbesondere die Möglichkeiten des rechtzeitigen Erkennens und Handelns zurückkommen.

## Was weiß man über die Ursachen der Depression?

Über die Entstehung depressiver Zustände existiert eine Reihe von Theorien und Modellvorstellungen, die schon einiges Licht in das Dunkel dieser rätselhaften Erkrankung gebracht haben. Wir haben gesehen, daß Depressionen einen entscheidenden Mangel an Lebensenergie ausdrücken, daß sie den ganzen Menschen erfassen, also den seelischen, geistigen und körperlichen Bereich, daß sie vor allem den Lebensmut untergraben, ohne den keine Freude und Schaffenskraft mehr möglich ist, ohne den das Leben düster und hoffnungslos erscheint. Aber wie kann es dazu kommen? Was passiert da im Organismus, wo liegen die Ursachen für dieses tiefgreifende, quälende Leiden?

Einige der schädlichen Einflüsse seelischer und psychosozialer Art wurden bereits angeführt. Sie haben in den letzten Jahrzehnten zugenommen, womit zumindest teilweise die Zunahme bestimmter Depressionsformen zu erklären ist. Was aber geschieht im körperlichen Bereich des Menschen, der untrennbar mit der seelischen Seite verbunden ist?

Wie die Gehirnforschung der letzten 15 Jahre herausgefunden hat, sind Depressionen letztlich als Gehirnstoffwechselstörungen anzusehen. Es kommt also zu biochemischen, d. h. stofflichen Veränderungen im zentralen Nervensystem, genauer gesagt, Störungen im Gleichgewicht der sogenannten biogenen Amine. Das sind eiweißähnliche Stoffe, die der Körper selber produziert und die als notwendige biochemische Überträgersubstanzen die Weiterleitung von Nervenimpulsen bewirken und damit eine bedeutsame Rolle für das gesamte seelisch-körperliche Befinden spielen.

Warum aber im leib-seelischen Wechselspiel vorübergehend solche biochemischen Defekte entstehen, bleibt im wesentlichen bis heute unklar. Da also offenbar eine ausreichende und fein ausbalancierte Menge dieser biogenen Amine im Gehirn für eine normale Stimmungs- und Leistungslage sorgt, hofft man, eines Tages durch die Zufuhr solcher körpereigenen Substanzen bzw. durch Wiederanregung der körpereigenen Erzeugung dieser Stoffe in ausreichender Menge eine Depression heilen zu können. Immerhin stellen die heute verfügbaren Arzneimittel gegen Depressionen einen ersten wirkungsvollen Schritt in dieser Richtung dar, denn auch sie wirken auf Umwegen diesem Stoffwechsel-Mangel im Gehirn entgegen.

# TEIL II

# Die Not des Depressiven und ihre Überwindung

# Die Depression – gestern und heute

Die Depression ist einmal treffend als das menschlichste unter den menschlichen Leiden bezeichnet worden. Niemand ist gegen sie gefeit, sie trifft den Reichen wie den Armen, das Genie ebenso wie den einfachen Mann auf der Straße, den Greis wie das junge Mädchen, den frivolen Lebemann wie den frommen Eremiten.

Wir wissen, daß Michelangelo, Goya, Van Gogh oder Kirchner Zeiten schwerer Depression durchmachten. Von Goethe über Annette von Droste-Hülshoff bis Thomas Mann haben Dichter und Schriftsteller unter ihr gelitten. Sie überfiel Cäsar und Bismarck, Blücher und Churchill; sie senkte sich über Beethoven, Schumann und Chopin. Die Reihe ließe sich endlos fortsetzen mit Staatsoberhäuptern und Dichtern, Kirchenfürsten und Philosophen, Malern und Schauspielern, Industriekapitänen und Komponisten. Freilich sollte das nicht den Eindruck erwecken, als suchte sich die Depression mit Vorliebe ihre Opfer unter den herausragenden Menschen. Wir wissen es von ihnen nur, weil sie berühmt sind und uns ihr Lebensweg mit Höhen und Tiefen, Freud und Leid überliefert ist. Ob geistig oder künstlerisch besonders begabte Menschen von seelischen Störungen stärker betroffen sind als der durchschnittliche Mitbürger, über den man ja heute oftmals nicht einmal Bescheid weiß, selbst wenn es der engste Nachbar ist, bleibt dahingestellt. Daß sensible Naturen mehr darunter leiden als robuste, vermag einzuleuchten. Nur dürfte das für körperliche Krankheiten mindestens ebenso gelten wie für seelische.

Eines haben heute depressive Menschen jedoch vergangenen Zeiten voraus: Damals, vor 3000 wie noch vor 50 Jahren, waren sie weitgehend auf sich allein gestellt und konnten bestenfalls noch mit der Zuwendung von Familie oder Freunden rechnen. Heute verfügen wir – gemessen an der Zeit vor wenigen Jahrzehnten – über ein wesentlich verbessertes Wissen über das Wesen dieser Erkrankung und können damit entscheidend und relativ rasch helfen. Dies gilt sowohl für die Psychotherapie als auch die sozialen Gesichtspunkte der Behandlung (Soziotherapie), vor allem aber für die modernen Medikamente. Sie können zwar ebenfalls (noch) nicht im strengen Sinne heilen, doch weitgehend von Beschwerden befreien und das Leid vor allem erträglicher machen. Doch bleibt der Arzt unverändert auf die Mitarbeit seines Patienten angewiesen, und diese Zusammenarbeit sollte, wo irgend möglich, durch die verständige und aktive Unterstützung von Angehörigen oder weiteren nahestehenden Personen getragen werden. Nur durch ein abgestimmtes Zusammenwirken sämtlicher Beteiligten können alle Heilungschancen voll ausgeschöpft werden.

Wirklich helfen wird aber nur, wer zwei wichtige Bedingungen erfüllt: Er muß helfen *wollen* und er muß helfen *können*. Der Wille zu Helfen muß vorausgesetzt werden; er ist weder lehr- noch lernbar. Helfen können aber setzt Wissen und seine richtige Anwendung voraus, und das ist lernbar. Der Zweck dieses Büchleins ist daher, dem Betroffenen und allen, die neben dem Arzt zur Hilfe bereit sind, das notwendige Wissen zu vermitteln. Wohlgemerkt: Der Betroffene ist ausdrücklich mit einbezogen. Denn er ist nicht nur der Hauptleidtragende und hat damit als erster einen Anspruch darauf, zu erfahren, was zu seinem besten getan werden kann; er vermag auch selbst stets etwas zu seiner Genesung beizutragen, und sei es nur in kleinen oder bescheiden erscheinenden Schritten. Er wird nach überstandener Krankheit durch Anpassung seiner Lebensweise an seine Persönlichkeitsstruktur versuchen, Rückfällen vorzubeugen. Und wenn ihn die Krankheit – wie bei den endogenen Depressionen – unbeeinflußbar zu überfallen droht, so bleiben ihm und den Angehörigen weitere vorbeugende Möglichkeiten und vor allem ein geschärfter Sinn für die leisesten Vorboten des Leidens, um umgehend den Arzt aufzusuchen, der entsprechende Behandlungsmaßnahmen einleiten kann.

Die folgenden Ausführungen sind bewußt in vielem allgemein gehalten, vereinfacht, verkürzt und auf das Wesentliche beschränkt. Darüber sollte aber nicht vergessen werden, daß genau besehen keine Depression wie die andere ist, so wie sich jeder Mensch vom anderen unterscheidet. Ja, nicht einmal bei ein und demselben Patienten verläuft eine depressive Phase ganz wie die andere, auch wenn sich so manche Übereinstimmung ergibt. Im Grunde wird jeder Krankheitsverlauf seine Besonderheiten aufweisen, die einer speziellen Anpassung durch Arzt und Angehörige bedürfen.

# Die ersten Krankheitszeichen

Es wird nur relativ selten vorkommen, daß eine Depression so rasch und vor allem so eindeutig erkennbar ausbricht, wie es in der Fallbeschreibung am Anfang des ersten Abschnittes dargestellt wurde. In den weitaus meisten Fällen stehen am Beginn einer depressiven Verstimmung eher verschwommene und schwer faßbare Symptome. Es wurde schon darauf hingewiesen, daß paradoxerweise oft gerade das Uncharakteristische der Beschwerden charakteristisch für die Depression sein kann, so daß lange Zeit weder beim Betroffenen selbst noch bei seiner Umgebung ein Verdacht auf die wahre Ursache fällt.

So fühlt sich der Kranke zunächst gar nicht bedrückt oder traurig oder niedergeschlagen oder gar depressiv. Vielmehr irritieren ihn mehr oder weniger unklare, in Lokalisation und Intensität ständig wechselnde vordergründige Beschwerden. Am häufigsten finden sich Schlafstörungen, und zwar trotz des anhaltenden Gefühls einer eigenartigen Müdigkeit, die genauer als Mattigkeit oder Abgeschlagenheit beschrieben wird.

Weitere frühe Anzeichen sind Appetitlosigkeit mit Gewichtsverlust, recht häufig auch uncharakteristische Kopfschmerzen oder besser ein Druckgefühl auf oder über den Augen, im Hinterhaupt, ein Gefühl wie vom Druck eines Helmes oder wie von einem »Reifen um den Kopf«. Oft kommen dazu muskuläre Verspannungen im Kopf- und Nackenbereich, die bis in den Schulter- und Armbereich ausstrahlen; nicht selten auch Rücken-, Gelenk- und Muskelschmerzen.

Während das recht häufige »Kloßgefühl« im Hals, wenn überhaupt bewußt, eher als lästig empfunden wird, können verschiedenartige Herzbeschwerden schon Angst vor einer ernsteren Erkrankung machen. Meist werden sie beschrieben als Stechen, Brennen, Klopfen, Druck, Herzstolpern oder Herzrasen oder als »Herzschlag bis zum Hals«. Kommt es auch noch zu Schwindel, Augenflimmern, weichen Knien oder gar zu Kollapsneigung, so wird das jeden nachdenklich stimmen. Zwar wäre es nun an der Zeit, einen Arzt aufzusuchen, doch wird hier allzu oft der Fehler begangen, sich erst einmal auf die Suche nach Laiendiagnosen zu machen, für die ja die Massenmedien und der Bekanntenkreis eine reiche Auswahl bereithalten.

Auch Magen- und Darmbeschwerden sind häufige Frühsymptome. Sie reichen von unerklärlicher Übelkeit, Völlegefühl und Blähungen bis zu

Brechreiz, Sodbrennen und Aufstoßen. Ebenso oft findet sich ein schwer zu umschreibender Magendruck, nicht selten auch Stuhlverstopfung.

Dazu kommen weitere vielfältige allgemeine Mißempfindungen, die vom Patienten oft gar nicht richtig erfaßt und daher auch kaum angesprochen werden: Trockenheit von Mund- und Nasenschleimhaut, unklarer Juckreiz, Mundgeruch; Hitzewallungen und Kälteschauer, erhöhte Empfindlichkeit gegen Temperaturschwankungen, kalte Hände und Füße.

Als sehr frühes Zeichen stellt sich auch ziemlich regelmäßig ein Schwinden des sexuellen Verlangens und Empfindens (Libido) ein, auch das Nachlassen der Potenz geht meist anderen Symptomen lange voraus; doch wird das im allgemeinen verschwiegen und bestenfalls dem Arzt gegenüber auf dessen ausdrückliches Befragen eingestanden. Schließlich fällt auch auf, daß der Betroffene »immer schlechter aussieht«, was zwar gewöhnlich festgestellt, jedoch schnell wieder beiseite geschoben wird.

Dies alles sind in bezug auf Depression noch recht unspezifische Symptome. Sie können ihre Ursache durchaus in körperlichen Erkrankungen haben und sie werden, auch wenn ein Arzt eingeschaltet wird, zunächst kaum mit einer Depression in Verbindung gebracht. Immerhin kann aber ein Zusammentreffen von Schlafstörungen (mit frühem Erwachen), Kopfdruck, Schwinden der sexuellen Aktivität und Kloßgefühl im Hals als erstes Warnzeichen verstanden werden.

## Deutlichere Verdachtsmomente

Nun neigen Menschen, die für depressive Zustände anfällig sind, schon aufgrund ihrer Persönlichkeitsstruktur eher dazu, Mißempfindungen und Beschwerden herunterzuspielen, als sich deshalb eilends und klagend in Behandlung zu begeben. Sie versuchen vielmehr – solange es geht – alle diese Mißlichkeiten durch vermehrte Anstrengungen zu kompensieren oder zu überspielen. Selbst wenn ihnen bewußt wird, daß sie sich nicht mehr freuen und nichts mehr genießen können, geht diese Feststellung entweder in den begleitenden körperlichen Symptomen unter oder wird als vorübergehendes Stimmungstief hingenommen. Auch mangelnder Antrieb, *Schwunglosigkeit*, rasche *Erschöpfbarkeit*, die sich vor allem im Berufsleben und im Haushalt äußern, werden zuerst einmal mit verstärktem Einsatz, dem Versuch, sich »zusammenzureißen« beantwortet. Wenn sich *innere Unruhe, Nervosität* und *Spannung, Mutlosigkeit* und *Pessimismus* einstellen, führt man sie auf irgendwelche belastenden Ereignisse zurück, an denen ja in der Regel kein Mangel herrscht. So ist es verständlich, daß gerade für den Depressiven all diese Beschwerden meist noch kein Grund sind, sich an den Arzt zu wenden.

Bedenklicher wird es, wenn der Zustand über längere Zeit unverändert anhält oder sich noch verschlechtert. Insbesondere wenn unbegründete *Angstzustände* oder eine übersteigerte Furcht vor gewissen Gegebenheiten oder Ereignissen hinzukommen, die unter normalen Bedingungen bewältigt worden wären. Auch *Überempfindlichkeit*, erhöhte *Reizbarkeit*, eine fruchtlose und schließlich peinigende *Grübelneigung* mit endlosem Gedankenkreisen und vielleicht folgenschwerer *Unschlüssigkeit* können seelisch, zwischenmenschlich, ja sogar körperlich schwer beeinträchtigen. Spätestens wenn sich schwere *Verstimmungszustände* einstellen, wird es dem Betroffenen klar, daß etwas nicht mehr stimmt, daß es sich nicht mehr um alltägliche, vorübergehende Erscheinungen handeln kann, die durch vermehrte Anstrengung zu kompensieren sind. Auch läßt sich dieser Zustand kaum mehr vor Berufskollegen, Freunden und Bekannten, noch weniger im Familienkreis verheimlichen. Da und dort werden Bemerkungen gemacht, Fragen gestellt, schließlich kommt es zu Auseinandersetzungen. Jetzt ist die Zeit reif für den Gang zum Arzt, von jetzt ab wäre jede weitere Verzögerung unverantwortlich. (Daß dieser Schritt so lange hinausgeschoben wird, kann fast schon als Charakteristikum für eine Depression gewertet werden.)

# Der Gang zum Arzt

Vielfach begehen Patienten wie Angehörige den Fehler, vor dem Arztbesuch sich selbst noch in unnötigen Gedanken, Befürchtungen und Zweifeln zu verzetteln und sich in eine Nervosität zu steigern, die es dann besonders erschwert, die Beschwerden geordnet und verständlich vorzutragen und die gezielten Fragen des Arztes richtig zu beantworten. Einerseits ist diese Reaktion nachvollziehbar, gespeist von den begründeten Sorgen und Kümmernissen, die sich in den letzten Wochen oder gar Monaten angehäuft haben. Zum anderen bedenke man aber stets, wie viele Patienten ein Arzt zu betreuen hat und wie sehr er mit seiner Zeit (und Kraft) haushalten muß. Daß die erste Konsultation etwas mehr Zeit als üblich beansprucht wird, damit rechnet er ohnehin. Was er aber auch braucht, sind möglichst viel konkrete Daten, hilfreiche Hinweise in Form von Klagen, Unterlassungen oder gewöhnlichen Folgen seitens des Betroffenen und auch Bemerkungen von Angehörigen, Freunden und Arbeitskollegen, die die Situation manchmal mit einem Schlag erhellen können. Es ist deshalb in der Regel hilfreich, wenn der Patient in Begleitung des Ehepartners oder eines nahen Verwandten in die Sprechstunde kommt und wenn vorher alle Beobachtungen über den bisherigen Verlauf nochmals überdacht und vielleicht sogar der Reihe nach schriftlich festgehalten wurden. Das kann soweit gehen, daß bestimmte Äußerungen des Patienten im Wortlaut wiedergegeben werden. Dies ist um so wichtiger, als der Betroffene evtl. unter schwereren Gedächtnis- und Konzentrationsstörungen leidet oder vielleicht sogar überhaupt keine Krankheitseinsicht zeigt und vor dem Arzt alles nur als unverständliche Überreaktion unnötig besorgter Angehöriger herabzuspielen versucht.

Von erfahrenen Psychiatern wurde deshalb eine Liste von Fragen zusammengestellt, deren Beantwortung den Angehörigen die Klärung der Situation erleichtern kann. Am besten ist es, wenn der Betroffene und seine Familie sich schon vor dem Arztbesuch in aller Ruhe diese Fragen überlegen, zumal es oft schwerfällt, in einer angespannten Situation, wie es der Arztbesuch darstellen kann, unvorbereitet die richtigen Worte zu finden.

– Können Sie sich noch freuen?
– Fällt es Ihnen in letzter Zeit schwer, Entscheidungen zu treffen?
– Haben Sie das Interesse an Dingen verloren, die Ihnen zuvor viel bedeuteten?
– Neigen Sie in letzter Zeit vermehrt zum Grübeln?
– Haben Sie oft das Gefühl, Ihr Leben sei sinnlos geworden?
– Fühlen Sie sich müde, schwunglos, abgeschlagen – und zwar ohne vorangegangene Anstrengung?
– Können Sie nicht mehr schlafen (erschwertes Einschlafen, zerhackter Schlaf, quälendes Früherwachen mit morgendlichem Stimmungstief)?
– Spüren Sie immer wieder anhaltende, schwer zu beschreibende

Druckgefühle, Mißempfindungen, Schmerzen, besonders im Kopf, in der Brust, im Rücken?
- Haben Sie keinen Appetit mehr? Evtl. an Gewicht verloren?
- Haben Sie seit einiger Zeit Probleme in sexueller Hinsicht?

Daneben gibt es eine Reihe von Fragen, die auch oder vorwiegend von Angehörigen beantwortet werden können, wie z. B.:

- Gibt es ein Ereignis oder einen Anlaß, wodurch diese Depression ausgelöst worden sein könnte? – Dabei ist es unerheblich, ob dieser Anlaß subjektiv bedeutungsvoll erscheint oder nicht. Entscheidend ist, wie der Betroffene darauf reagiert.

- Welche körperlichen Leiden liegen vor und welche Medikamente werden genommen (auch solche, die nicht verordnet wurden)? Welche Rolle spielen Alkohol und Nikotin? – Auch körperliche, besonders chronische Krankheiten können eine Depression auslösen; ebenso gewisse Medikamente, besonders bei Kombination verschiedener Mittel.

- Gibt es oder gab es im Leben des Patienten irgendwelche sonstigen Umstände, die ihn belasten? – Hier kann das Verhältnis zum Ehepartner, zu Verwandten, Freunden, Nachbarn, Arbeitskollegen ebenso von Bedeutung sein wie z. B. ein ungeliebter Beruf, sozialer Abstieg, mißliche wirtschaftliche Lage, politische, religiöse, weltanschauliche Schwierigkeiten.

- Hat der Patient schon einmal einen Suizidversuch unternommen oder Vorbereitungen dazu getroffen – evtl. auch heimlich? Oder hat er auf sonstige Weise zum Ausdruck gebracht, daß er sich das Leben nehmen wolle? Beschäftigen ihn in letzter Zeit Todesphantasien? Gibt es solche Vorkommnisse in der engeren oder weiteren Verwandtschaft des Betroffenen? – Hier ist absolute Offenheit am Platze, denn Beschönigung, Vertuschung oder Scham werden inhaltslos, wenn ein Leben in Gefahr ist. Wer Hinweise auf Suizidgefahren verschweigt, macht sich möglicherweise später bittere Vorwürfe. Die Zeit, in der man solche Geschehnisse verlegen totschwieg und damit gerade dem Getuschel preisgab, ist überholt.

- Gibt oder gab es in der näheren oder weiteren Verwandtschaft (Eltern, Großeltern, Geschwister, Onkel, Tanten, Neffen, Nichten) des Betroffenen Fälle von depressiven Erkrankungen? – Die Frage ist deshalb von Bedeutung, weil die Neigung zu bestimmten Formen von Depressionen in einem gewissen Grade erblich ist. Auch hier wäre rücksichtsvolle Verschwiegenheit ein Fehler, der dem Arzt die Diagnose erschwert. Im Gegenteil: Auch wenn nur Gerüchte oder

Vermutungen in dieser Richtung bekannt sind, sollten sie nicht verheimlicht werden. Früher war es noch allzu üblich (unter den gegebenen Umständen freilich auch verständlich), jede Erkrankung dieser Art so weit wie möglich zu vertuschen – mit allen Konsequenzen.

Es kann durchaus sein, daß es mehrerer Besuche bedarf, bis die Diagnose feststeht. Denn der Arzt muß zunächst alle Symptome sammeln, ordnen und gewichten. Er muß versuchen, ihre Ursachen aufzudecken, scheinbare Gründe von nachweisbaren zu trennen, evtl. weitere Untersuchungen einzuschalten, um alle möglichen Verdachtsmomente auszuschließen. Das kann sich, wie schon angedeutet, besonders bei einer larvierten Depression, die sich unter körperlichen Symptomen versteckt und damit in die falsche Richtung weist, sehr schwierig und langwierig gestalten und allen Beteiligten ein hohes Maß an Geduld abverlangen. Das pflegt noch zusätzlich erschwert zu werden, wenn der Betroffene – wie erwähnt – gar hartnäckig und energisch bestreitet, depressiv zu sein und alle Kräfte mobilisiert, um seine Behauptung glaubwürdig vorzubringen, obgleich er zu Hause wieder völlig in sich zusammenfällt.

Ist schließlich die Diagnose »Depression« gesichert, so wird der Arzt einen Therapieplan aufstellen und die erforderlichen Medikamente verordnen. Von nun an heißt es für den Patienten und die Angehörigen oder sonstigen Helfer, den Maßnahmen des Arztes volles Vertrauen zu schenken und seine Anweisungen genau zu befolgen. Dies auch dann, wenn manches daran nicht gleich überzeugt und vor allem, wenn sich in ersten Tagen oder gar Wochen keine (offensichtliche) Besserung registrieren läßt. Ungeduld würde unweigerlich zu Mißtrauen führen, und Mißtrauen ist eine schlechte Grundlage für eine so wichtige Zusammenarbeit. Der gemeinsame Weg ist lang und steinig und von Rückschlägen gepflastert. Doch er hat ein Ziel, und mag es manchmal auch in weite Ferne gerückt sein, es ist erreichbar. Für den Patienten ist Resignation, Pessimismus und Hoffnungslosigkeit krankheitstypisch. Von ihm wird man in dieser Richtung nur wenig Unterstützung erwarten können. Dagegen brauchen die Angehörigen viel Geduld, Kraft, Ausdauer, Vertrauen und Disziplin. Wenn sie dem Arzt durch Zweifel, Ungeduld, Mißtrauen und Eigenmächtigkeiten in den Rücken fallen, schaden sie vor allem ihrem kranken Angehörigen. Wer Vorschläge und neue Beobachtungserkenntnisse hat, soll sie dem Arzt vorbringen. Doch dieser muß stets den Eindruck haben, daß er nicht einen Kampf gegen die Krankheit sowie gegen die Angehörigen zu führen hat, sondern daß es sich um ein festes Miteinander, eine regelrechte Therapiegemeinschaft handelt.

Dazu gehört vor allem die gewissenhafte Einnahme der verordneten

Medikamente. Um dies sicherzustellen, ist es am besten, wenn sich ein Verwandter von Anfang an darum konsequent kümmert. Bei verwirrten und vergeßlichen Patienten, besonders bei alten Menschen geht das gar nicht anders: zu leicht wird sonst zu wenig oder zu viel eingenommen. Auch die möglicherweise mißbräuchliche Einnahme (heimliches Sammeln von Tabletten?) muß ausgeschlossen werden – schon im Hinblick auf eine mögliche Suizidgefahr.

# Der lange Weg zur Besserung

Es ist nur allzu verständlich, wenn jetzt Tag für Tag den ersten Anzeichen einer Besserung entgegengefiebert wird. Selbst mit noch so viel Gelassenheit wird es kaum gelingen, das heimliche Bangen und die wachsende Ungeduld zu unterdrücken. Dabei mißt man hier mit zweierlei Maß: Wer sich einen komplizierten Bruch zuzieht, wer von einer schweren Infektionskrankheit geschwächt wird, wer die Folgen eines Unfalls auskurieren muß, der wartet Wochen und Monate – ungeduldig zwar, doch mehr oder minder gefaßt auf seine Genesung. Auch hier versteht der Patient und seine Angehörigen nur sehr begrenzt, was die Ärzte aus Röntgenbildern, Laborbefunden und körperlichen Untersuchungsergebnissen für den weiteren Heilungsverlauf ableiten. Auch hier gilt es zu warten und auf Medizin und Selbstheilungskräfte zu vertrauen. Nicht anders ist es im Grunde bei psychischen Störungen. Nur ist hier das Beschwerdebild ungleich vielschichtiger: körperliche Beschwerden, seelische Pein, u. U. geistige »Einbußen«. Dabei scheint nach außen hin nichts zu fehlen – und das ist wahrscheinlich der entscheidende Punkt: Man kann nichts vorweisen, keinen Gips, keine Operationsnarbe, keine Fieberkurve. Man fühlt sich elender als bei allen anderen Krankheiten zusammen, die man bisher erdulden mußte – und trotzdem beschleicht einen ein Gefühl der Verlegenheit, wenn man diesen trostlosen Zustand begründen soll.

Es ist möglich, daß in den ersten Tagen sogar eine scheinbare Verschlechterung des Zustands eintritt, die freilich meist von den Nebenwirkungen des verordneten Medikaments herrührt. Zwar handelt es sich dabei im allgemeinen um relativ harmlose, aber teilweise doch recht häufige und lästige Begleiteffekte, die manchmal auch auf eine Verstärkung schon vorhandener Symptome hinauslaufen. Einige Beispiele solcher Begleitwirkungen sind: Mundtrockenheit, Verstopfung, Sehstörungen, Schweißausbrüche, Zittern, Blutdruckabfall, verstärkte Müdigkeit, aber auch Steigerung von Ängstlichkeit und Schlafstörungen bei entsprechenden Präparaten. Manche dieser Symptome können die Fahrtauglichkeit erheblich beeinträchtigen, weshalb sich in der ersten Zeit der Behandlung der Patient keinesfalls aktiv am Verkehr beteiligen darf. Glücklicherweise gehen die meisten Nebenwirkungen nach einiger Zeit wieder zurück oder verschwinden ganz.

Und schließlich kann es selbst im fortgeschrittenen Verlauf der Behandlung immer wieder zu »Verschlechterungen« kommen. Sie sind jedoch kein Grund zur Panik und keinesfalls ein Rückfall. Schließlich gibt es auch in gesunden Tagen Befindensschwankungen, die einem sogar über längere Zeit tüchtig zu schaffen machen können – ohne daß man deshalb gleich das Schlimmste annimmt. Dasselbe gibt es naturgemäß auch während der Genesung; nur können dort die Ausschläge intensiver ausfallen, weil der Betroffene noch immer »auf dünnem Eis steht«.

# Die »kleine Psychotherapie« zu Hause

Es gibt für den depressiven Menschen kein besseres Umfeld als seine Familie und keine therapeutisch günstigere Atmosphäre als sein gewohntes Heim, vorausgesetzt, die Familie ist intakt, belastbar und hilfswillig und das Heim ist ein echtes Zuhause. Hier kann das Angebot von Zuwendung und Trost rund um die Uhr aufrechterhalten werden. Hier steht – im Idealfall – immer jemand zur Verfügung, der mit Nachsicht und Geduld selbst sinnlos erscheinende und sich ewig im Kreise drehende Klagen auffängt und korrigiert. Die Psychotherapie ist zuerst eine Sache des Herzens; wenn das Wissen dazukommt, um so besser. Wenn der Wille zu Helfen da ist und die nachfolgenden Anregungen und Anleitungen beherzigt werden, wird der Gewinn für alle Beteiligten nicht ausbleiben – und zwar über die ja vorübergehende Krankheit Depression hinaus.

## Das Gespräch aufrechterhalten

Wie schwer es werden kann, mit einem seelisch-körperlich gehemmten Depressiven ins Gespräch zu kommen, kann nur der beurteilen, der es selbst erfahren hat. Da gibt es Patienten, die sich selbst in jungen Jahren nichts mehr merken, die sich auf nichts mehr konzentrieren können, die gehemmt und wie geistesabwesend wirken und kaum zum Sprechen zu bewegen sind. Dazu kommt eine eigenartige innere Abwesenheit, die wie eine gläserne Wand trennt und die vor allem unaufgeklärte Angehörige im Laufe der Zeit zur Verzweiflung bringen kann. Auf der anderen Seite gibt es die unruhigen, gespannten, nervösen, fahrigen und jammerigen, bisweilen sogar hysterisch wirkenden Depressiven, die sich mit ihrem klagsamen Wesen förmlich aufdrängen und anklammern. Die einen werden also eher das geduldige Ansprechen nötig haben, während bei den anderen noch geduldigeres Zuhören und sanftes Korrigieren gefordert ist. Vor allem letzteres kann die Reserven der Angehörigen in kurzer Zeit aufbrauchen. Doch wie unansprechbar, abweisend, verschlossen oder untröstbar klagsam-jammernd der Patient auch sein mag, er registriert sehr genau, wie man auf ihn reagiert. Schon daß man für ihn da, für ihn verfügbar ist, bedeutet ihm viel, denn er kommt sich ja infolge seines seelischen Erkaltens selbst im Kreis seiner Angehörigen verlassen vor. Und Ansprechen und Zuhören, aktive und passive Zuwendung sind Signale, die er stets wahrnimmt, auch wenn er kaum Anzeichen von Dank oder zumindest ein Minimum an Reaktion erkennen läßt.

## Zuhören

Seien wir ehrlich – fällt es uns nicht schon im normalen Umgang schwer, ruhig zuzuhören? Erliegen wir nicht immer wieder der Versuchung, einem Gesprächspartner ins Wort zu fallen, ihn nicht ausreden zu lassen? Wenn wir nicht mehr zuhören können, so müssen wir es wieder lernen. Dann werden wir auch erfahren, wieviel man durch Zuhören profitieren kann.

Haben wir es aber mit einem depressiven Partner zu tun, so hat das Zuhören eine weitere wichtige, nämlich therapeutische Funktion: Während bei unruhigen und getriebenen Depressionen das aufgeregte und fahrige, bis zur Aufdringlichkeit gehende Klagen kein Ende nehmen will und den Zuhörer zu entnerven droht, hat der seelisch-körperlich gehemmte Patient in seiner Verlangsamung und Umständlichkeit die größte Mühe, Worte zu finden, gerät ins Stocken und macht lange Pausen. In beiden Fällen ist es für den Patienten schmerzlich, wenn der Gesprächspartner Anzeichen von Ungeduld erkennen läßt, indem er beispielsweise dem einen das Wort abschneidet oder den angefangenen Satz des anderen selbst zu Ende führt. Der Kranke weiß, daß er eine Belastung für seine Umgebung darstellt. Um so wichtiger ist es für ihn zu spüren, daß man es ihm nachsieht und Zeit für ihn hat.

## Bedingungsfrei akzeptieren

Soweit irgend möglich, soll man auf das Vorgebrachte aber verständnisvoll eingehen – selbst dann, wenn es der eigenen Auffassung (oder den Vorstellungen des Gesunden überhaupt) widerspricht. Dazu gehört vor allem das Akzeptieren des seelischen Leids als gleichrangig mit körperlichen Erkrankungen. Mag der Depressive auch vieles an zwischenmenschlicher Kontaktfähigkeit eingebüßt haben, eines ist ihm – bisweilen sogar geschärft – erhalten geblieben. Das Empfinden, ob man sein Leiden wirklich »annimmt« oder nicht. So kann eine beiläufige, gar nicht abwertend gemeinte Bemerkung, eigentlich sei der Betroffene ja sogar gesund, das seien »nur die Nerven«, eine heimliche oder offene, resignierte oder empörte Reaktion auslösen (»Ich bin doch wirklich krank, kein Simulant oder Spinner«).

Der reibungslose Umgang zwischen Gesunden ist an die Einhaltung gewisser Bedingungen geknüpft. So ist es im allgemeinen üblich, daß sich Leistung und Gegenleistung die Waage halten. Zumindest darf man, wenn man jemand einen Dienst erwiesen hat, normalerweise mit Dankbarkeit oder einer gewissen Anerkennung rechnen. Das ist beim depressiven Menschen so selbstverständlich nicht mehr zu erwarten. Und doch muß der Patient sicher sein, daß er mit der gleichen Gefühlswärme und Hilfe rechnen kann, auch wenn er nicht imstande ist, sich an Absprachen zu halten oder bestimmte Gegenleistungen zu erbringen, oder wenn die Besserung nicht so rasch eintritt, wie allgemein erhofft. Denn genau besehen ist die offenbar vorbehaltlose und uneigennützige Hilfe dem Kranken gegenüber doch letztlich an die unausgesprochene und uneingestandene, ja vielleicht nicht einmal recht bewußte Bedingung gekoppelt: »Wenn wir dir schon Hilfe leisten, dann zeige dich wenigstens durch rasche Besserung erkenntlich«. Die »Undankbarkeit« des Patienten, die enttäuschte Erwartung kann dann allzu leicht Verbitterung und Resignation erzeugen und zu einer allmählichen Isolation des Kranken führen.

## Beruhigen und Zuversicht ausstrahlen

Man erinnere sich: Die Depression wurde auch als »Verlust-Syndrom« bezeichnet. Der Depressive hat Vertrauen, Hoffnung, Schwung, Leistungsfähigkeit und vieles andere verloren. Es wird auch kaum gelingen, ihm nachhaltig und dauerhaft Hoffnung, Zuversicht oder Selbstvertrauen einzuflößen. Das ist dem Kranken während seines Leidens nicht gegeben – und deshalb kein Grund zur Resignation für seine Umgebung. Es geht vielmehr darum, dem Patienten deutlich zu machen, daß man selber Hoffnung und Zuversicht hat, und das auch konkret begründen kann – und beharrlich tut. Das hat man als »stellvertretende Hoffnung« und als »beruhigende Versicherungen« bezeichnet. Aber Vorsicht, es wäre nicht nur nutzlos, sondern könnte Pessimismus und Hoffnungslosigkeit noch verstärken, wenn man es mit oberflächlichen Versprechungen und billigen Redensarten versuchen sollte. Es geht nicht nur um den Inhalt, sondern auch um die Form der Zuwendung; der Kranke jedenfalls ist auf diesem Gebiet sensibler als zuvor.

So sollte man immer wieder versuchen, dem Patienten klarzumachen, daß z. B. Grübelneigung, Merk- und Konzentrationsstörungen oder das erschwerte, umständliche, haftende Denken keinesfalls zur Furcht vor »geistiger Umnachtung« berechtigen. Dies gilt insbesondere für ältere Depressive, bei denen sich häufig die Angst vor dem beginnenden »Altersschwachsinn« festkrallt.

Auch die guten Heilungsaussichten sollten immer wieder herausgestellt werden. Die Therapie mag schwierig sein und sich lange hinziehen, es kann in ihrem Verlauf nach Zeiten der Besserung auch zu Rückschlägen kommen, doch der Betroffene kann mit vollständiger Genesung rechnen. Gewiß, es gibt Ausnahmen, aber die gibt es nicht nur bei vielen Erkrankungen, sie sind gerade bei der Depression eher selten. Rückschläge sind meist selbstverschuldet, beispielsweise durch mangelnde Mitarbeit, insbesondere durch unregelmäßige Einnahme der verordneten Medikamente. Es kann auch vorkommen, daß leichte Resterscheinungen selbst nach der Genesung fortbestehen, z. B. eine gewisse Verletzlichkeit oder eine stärkere Empfindlichkeit, etwa gegenüber Streß oder gefühlsmäßig besonders belastenden Situationen. Doch hier kann man vorbeugen, wenn man einmal herausgefunden hat, wo die

Schwachstellen liegen. Andererseits soll man sich auch nicht in einen Dauerzustand völliger Schonung und damit Hilflosigkeit abgleiten lassen, da auch das Auf und Ab des Lebens »trainiert« werden muß.

Der Betroffene soll auch wissen, daß seine Erkrankung bei Nerven- und Hausärzten gut bekannt ist, daß viele Millionen Menschen in aller Welt sein Schicksal teilen (weshalb es schon deshalb wirklichkeitsfremd wäre, Depressionen zu diskriminieren; schon morgen kann es den noch so Gesunden treffen). Auch hat man in den letzten Jahrzehnten gewaltige Fortschritte in der Erforschung von Diagnostik, Therapie und vor allem der medikamentösen Behandlung gemacht. Noch vor drei Jahrzehnten waren die therapeutischen Möglichkeiten geradezu ärmlich im Vergleich zu heute. Die Einführung der modernen Antidepressiva in den 60er Jahren hat die Behandlung grundsätzlich gewandelt. Natürlich mag sich mancher fragen, warum gerade ihn eine Depression trifft. Dann aber sollte er sich auch vor Augen halten, was Millionen von Kranken vor ihm für ein Schicksal hatten – ohne die heutigen Möglichkeiten. Das hat schon manchen Depressiven zu »Dankbarkeit im Unglück« verholfen.

### Aktivieren in kleinen Schritten

Sobald als möglich sollten auch wieder konkrete Beschäftigungsschritte geplant und durchgezogen werden. Das fällt dem seelisch-körperlich blockierten Depressiven, der wie ausgebrannt oder versteinert dasitzt und sich nur mit unendlicher Mühe bewegen, geschweige denn gezielt beschäftigen kann, meist sehr schwer. Auch der unruhig-angespannte Patient, den seine Angst und Depressionen klagend umhertreiben, ist für gezielte Maßnahmen ohne feste Hand kaum einplanbar. Und doch muß hier mit Hilfe der Angehörigen ein »Trainingsprogramm« absolviert werden. Weil sich die erforderlichen Schritte jedoch den Möglichkeiten des Kranken anzupassen haben und ihn keinesfalls überfordern dürfen, muß das Ziel etappenweise vorgegeben und mit dem Arzt besprochen werden. Vor allem ist der Therapeut über Erfolg oder Mißerfolg stets auf dem laufenden zu halten. Dabei wird sich manches telefonisch erledigen lassen. Immerhin ist diese Kontaktart neben den persönlichen Konsultationen gut geeignet, den Arzt besser planen zu lassen und den Angehörigen den Eindruck zu vermitteln, daß sie nicht allein stehen und sich jederzeit rückversichern und damit in schwerer Zeit auch sich selber stabilisieren können.

Worin sollen nun diese »kleinen Schritte« konkret bestehen? Mancher Hilfswillige wird sich jetzt anstrengen müssen, sich etwas einfallen zu lassen. Doch selbst das kann eine heilsame Lehre sein, nämlich zu erkennen, wie sehr wir uns das Selbermachen auch in kleinen Dingen abgewöhnt haben, weil uns alles so bequem gemacht, alles schon fertig angeboten wird. Wir haben es nicht einmal mehr nötig, uns selbst zu unterhalten – die Unterhaltung besorgen andere und liefern sie uns auch noch ins Haus, vom frühen Morgen bis spät in die Nacht. So kann eine Depression eine Familie sogar wieder zu sich selber zurückführen. Im übrigen wäre es falsch, an dieser Stelle mit detaillierten Vorschlägen zu kommen. Die Möglichkeiten und Grenzen liegen in jedem Falle anders. Worauf es ankommt, ist der Mittelweg zwischen Überforderung und zu großer Nachgiebigkeit. Es mag überzogen erscheinen, doch es ist notwendig: Jede Leistung, und sei sie noch so unscheinbar, sollte mit einem kleinen Lob bedacht werden. Dieses Lob sollte nicht leutselig, gönnerhaft oder übertrieben ausfallen, sondern aufrichtig zum Ausdruck bringen, daß jeder noch so kleine Schritt wieder ein Beweis dafür ist, daß es aufwärts geht. Auch hier wird man bald merken, daß es mit der Anerkennung fremder Leistungen in unserer Zeit nicht mehr weit her ist; wir haben das Loben verlernt.

Je nach Belastbarkeit soll der Patient auch selbständige Arbeiten ausführen und seinen ganzen Tag ausfüllen lernen, selbstverständlich mit den erforderlichen Ruhepausen. Der Leitspruch, an dem sich das ganze Aufbauprogramm orientieren sollte, heißt: behutsam, aber konsequent. Manche Patienten jammern schnell, sie seien überfordert, ermatteten sofort und könnten ja doch nichts mehr leisten. Ihnen wird man in kleinen Schritten ihr Selbstwertgefühl zurückzugeben versuchen. Andere, und diese Gruppe ist vor allem bei endogen Depressiven nicht so selten, drohen sich in ihrem Hang zur Gewissenhaftigkeit und (Über-)Korrektheit rasch selbst zu überfordern. Hier gilt es, rechtzeitig zu bremsen, um zu verhindern, daß sie an sich selber scheitern und wieder in Resignation und Versagensängste zurückfallen. Kleine Schritte sind auf jeden Fall der erfolgreichste Weg.

Schließlich soll noch auf einen Punkt hingewiesen werden, den zwar alle einsehen, der aber nur selten konsequent genutzt wird: Das »Antidepressivum körperliche Aktivität« gilt nicht nur für den depressiv Erkrankten, sondern auch für die Verstimmungszustände des Gesunden als einer der wichtigsten Behandlungsfaktoren. Deshalb sollte selbst der Depressive, dem »Bleigewichte an Armen und Beinen zu hängen scheinen«, regelmäßig, d. h. täglich bei Sonne und Regen körperlich aktiv sein. Wandern, angepaßtes Laufpensum, Radfahren, abseits vom Verkehr, mehrfach am Tag kurze gymnastische Übungen, ggf. Schwimmen oder leichte Bewegungsspiele.

Ein Depressiver wird lange Zeit von sich aus kaum die Energie aufbringen, regelmäßig körperlich aktiv zu sein. Hier müssen sich also die Angehörigen wechselseitig engagieren. (Das wird übrigens auch ihnen gut tun.) Hinzu kommt, daß körperliche Aktivität für einen Menschen, der Medikamente nehmen muß, schon zur Stabilisierung seiner Kreislaufverhältnisse wichtig ist.

# Falsche Ratschläge und Aktivitäten vermeiden

Leider kann auch der an sich löbliche gute Wille auf falsche Wege führen. Man sei deshalb auf der Hut vor gewissen Raschlägen, die oft aus dem Freundes- und Bekanntenkreis kommen und trotz bester Absicht mehr schaden als nützen. Auf einige soll kurz aufmerksam gemacht werden:

### Appelle
Es ist falsch, den Depressiven aufzufordern, sich zusammenzureißen, sich nicht gehen zu lassen, sich zu beherrschen usw. Solche Aufrufe an einen hoffnungslosen, schwunglosen, willensgeschwächten Patienten pflegen seine Verzweiflung nur noch zu verstärken, möglicherweise sogar die Suizidgefahr zu erhöhen. Der Depressive ist nicht *unwillig*, er ist *unfähig*. Das ist ein großer Unterschied.

### Ablenkung
Es ist falsch, dem Depressiven Ablenkung, Vergnügungs- oder Zerstreuungsmöglichkeiten anzubieten oder zu empfehlen. Mit solchen Maßnahmen kann ein Mensch, der ja die Fähigkeit sich zu freuen verloren hat, nichts anfangen. Im Gegenteil: Wenn man ihn auf die »schönen Dinge dieser Welt« verweist, wird ihn das nur noch mehr deprimieren und obendrein noch in Schuldgefühle stürzen.

## Überredungsversuche

Es ist falsch, dem Depressiven einreden zu wollen, es gehe ihm im Grunde doch gut. Wenn es ihm gutginge, wüßte er das selbst am besten. So aber kann er die Äußerung nur als Verkennung seines Zustandes oder als Beweis des Mißtrauens verstehen. Ähnliches gilt für die bereits erwähnten oberflächlichen Versprechungen oder saloppe Redensarten. So etwas muß dem Kranken nur die Kluft zwischen seinem unverstandenen Leiden und den ungebrochenen Möglichkeiten seiner Mitmenschen verdeutlichen.

## Urlaub

Es ist falsch, den Depressiven in Urlaub zu schicken. Er findet sich in seinem Zustand in fremder Umgebung noch weniger zurecht als zu Hause. Seine Kontaktschwäche würde ihn noch mehr isolieren. Seine Minderwertigkeitsgefühle könnten sich noch verstärken. Seine Teilnahmslosigkeit und sein Grübelzwang würde allen zur Last fallen. Aus den gleichen Gründen kann auch ein Kuraufenthalt während einer depressiven Phase nicht empfohlen werden; später ist dagegen nichts einzuwenden.

## Wahnideen

Es ist falsch, dem Depressiven eventuelle Wahnideen ausreden zu wollen. Dies betrifft besonders den Krankheitswahn (»mein Leiden ist unheilbar«), den Verarmungswahn (»mittellos, Schulden, jetzt zehrt die Krankheit auch noch das restliche Vermögen auf«) und den Versündigungswahn (»ich bin ein schlechter Mensch, habe ungesetzlich gehandelt, verdiene Strafe«). Der depressive Wahn ist mit logischen Argumenten nicht zu korrigieren. Fruchtloses Diskutieren läuft Gefahr, den Wahn noch zu vertiefen. Am besten ist es, ohne Wertung zuzuhören, zwar keine gespielte Zustimmung zu äußern, dennoch dem Kranken zu versichern, daß man für seine Klagen immer ein offenes Ohr habe. Auf jeden Fall möge er aber mit anderen nicht darüber reden und vor allem – ausgelöst durch diese Wahnidee – kein »Gegenmaßnahmen« treffen, ohne eine Vertrauensperson zu Rate zu ziehen. Damit versucht man zu verhindern, daß sich der Betroffene durch das Bekanntwerden seiner »Verrücktheit« zwischenmenschliche bzw. gesellschaftliche Nachteile einhandelt.

## Entscheidungen

Es ist falsch, einen Depressiven wichtige Entscheidungen treffen zu lassen, auch wenn sie von ihm selbst oder sonstigen Personen bzw. Situationen noch so dringend gefordert werden. Besonders wenn es sich um folgenschwere Entschlüsse handelt (z. B. in Zusammenhang mit Ehe, Familie, Kauf oder Verkauf, vorzeitiger Pensionierung/Berentung u. a.), läßt sich immer wieder eines registrieren: Entscheidungen *nach* Wiederherstellung der Gesundheit fallen erfahrungsgemäß anders aus, angemessener, für den Betroffenen auf jeden Fall vorteilhafter als während eines depressiven Zustandes.

## Beruf

Hier wäre es falsch, während der Erkrankung irgendeine Veränderung vorzunehmen, wenn sie nicht eindeutig zum Vorteil des Patienten gereicht. Besonders bei endogener Depression neigen die Betroffenen dazu, alle mögliche Schuld auf sich zu nehmen und als Konsequenz sich beispielsweise versetzen, zurückstufen oder kündigen zu lassen bzw. selber zu kündigen.

## Weiterer Verlauf und Wiederherstellung

Es wurde schon erwähnt, daß es im weiteren Krankheitsverlauf – auch während der Behandlung – zu kleineren Rückfällen kommen kann. Im großen und ganzen aber wird es befriedigend aufwärts gehen. Die depressive Symptomatik klingt aus, Lebensmut und Leistungsfähigkeit kehren zurück. Da aber trotz der nachlassenden Krankheitszeichen die depressive Phase sozusagen »unter der Decke« noch weiter glimmen kann, wird die Therapie im allgemeinen über einige Wochen, unter Umständen sogar Monate hinweg fortgeführt. In dieser Zeit müssen die verordneten Medikamente weiterhin eingenommen werden. Manche Patienten glauben, wenn sie die Tabletten weglassen, kehre die Leistungsfähigkeit schneller zurück. Das ist ein Irrtum. Selbst dort, wo sich der Betroffene »medikamentös nicht mehr gebremst fühlt«, kann er sich dafür wieder schneller verschleißen. Nach und nach wird der behandelnde Arzt die Dosierung langsam reduzieren (»Ausschleichen«). Wer die Dosis eigenmächtig verringert oder die Einnahme gar abrupt einstellt, muß mit sogenannten »Absetz-Beschwerden« rechnen. Es kann auch eine Verschlechterung des Zustandes, ja ein ernsterer Rückfall eintreten. Leider spielt sich diese Gefährdung eher im Verborgenen ab. Dafür ist dann das Entsetzen um so größer.

Selbstverständlich braucht der Depressive noch für längere Zeit Schonung. Auch hier werden ihm in vielen Fällen seine Gewissenhaftigkeit, ja vielleicht sogar seine Schuldgefühle zu schaffen machen, die er im Verlauf dieser vielen Wochen »erzwungener Untätigkeit« langsam entwickelt hat. Also versuchen einige schlecht beratene Patienten wieder aufzuholen, so als hätten sie überlange Ferien genossen und nicht eine schwere Krankheit erlitten. Es gilt also langsam, wenn auch konsequent, körperliche, besonders aber psychosoziale, d. h. zwischenmenschliche, berufliche Belastungen auszutesten. Die Zeit der begrenzten Belastbarkeit kann trotz Überwindung der meisten Symptome noch Wochen, ja Monate dauern. Das ist kein Grund zu Mutlosigkeit oder Klage, sondern lediglich der Beweis für die Schwere des überstandenen Leidens.

# Suizidgefahr: Erkennen und Handeln

Der Suizid ist eine durchaus vermeidbare Katastrophe, vorausgesetzt, daß man den Lebensmüden rechtzeitig als solchen erkennt und ihn konsequent einer fachgerechten Behandlung zuführt. Nichts ist armseliger als der alleinige Versuch, einen Suizidwilligen lediglich davon abzuhalten, Hand an sich zu legen. Was kann man nun tun, um eine solche Entwicklung bereits im Vorfeld gezielt abzufangen?

Als erstes gilt es eine Reihe gängiger *Irrtümer* zu korrigieren:

● Wer vom Suizid redet, wird ihn nicht begehen. Das ist falsch. Auf zehn Suizidanten kommen acht, die unmißverständlich von ihren Absichten gesprochen haben.

● Ein Suizid geschieht ohne Vorzeichen. Das ist falsch. Viele Beobachtungen lehren, daß Menschen, die sich das Leben nehmen, dies meist durch unmißverständliche Zeichen oder Handlungen angekündigt haben.

● Wer einen Suizid begeht, will sich unbedingt das Leben nehmen. Auch das ist falsch. Die meisten Suizidanten schwanken zwischen dem Wunsch zu leben und zu sterben. Sie »spielen« mit dem Tod, und sie überlassen es den anderen, sie zu retten. Kaum einer nimmt sich das Leben, ohne seine Gefühle einem anderen zu offenbaren.

● Wer einmal zum Suizid neigt, wird es immer wieder tun. Das ist

falsch. Suizidanten haben im allgemeinen nur während einer begrenzten Zeit ihres Lebens den Wunsch, sich zu töten. Das kann sich
allerdings wiederholen.

● Wenn sich eine suizidale Krise auflöst, bedeutet das auch das Ende
des Risikos. Auch das ist leider falsch. Die meisten Suizide geschehen
wenige Monate nach beginnender Besserung, wenn der Patient von
neuem die Energie hat, selbstzerstörerisch Entschlüsse zu fassen und
auszuführen.

Wie äußert sich die *Suizidgefahr?* Die Suizidforschung hat herausgefunden, daß sich im Vorfeld einer suizidalen Entwicklung gewisse Gemein-
samkeiten finden lassen. Demnach vollzieht sich das sogenannte *präsui-
zidale Syndrom* in drei Stufen:

*Die gefühlsmäßige Einengung:* Im ersten Stadium hat der Betroffene
das Gefühl, daß er die Dinge dieses Lebens nicht mehr so gestalten
könne wie bisher, nicht mehr ein noch aus weiß. Selbstvertrauen und
Mut beginnen zu schwinden. Er fühlt sich überwältigt, erdrückt, erlebt
sich klein, ohnmächtig, hilflos, ausgesetzt und ausgeliefert. Dadurch
gerät er in Passivität, Hoffnungslosigkeit und Resignation. Das führt zu
Rückzug und Isolation.

Eine solche situationsbedingte gefühlsmäßige Einengung kann ausgelöst werden durch einen schweren Schicksalsschlag, aber auch durch
geringfügige seelische Belastungen, sofern der Betreffende in dieser
Hinsicht besonders verwundbar ist. Entscheidend ist das, was der Patient nicht mehr zu ertragen vermag, und nicht, was seine gesunde Umwelt aus ihrer Sicht empfindet und empfiehlt. Andererseits kann ein
solches Verhalten auch geradezu systematisch herbeigeführt, bisweilen
unbewußt regelrecht »inszeniert« werden (»schwarze Brille«). Die gesunden Gegenregulationsmechanismen, die in jedem Menschen stek-
ken, verlieren an Einfluß. Dafür sammeln sich jene dunklen Kräfte im
Seelenleben, die ihn mit unglaublicher Gewalt aus der Anziehungskraft
der Selbsterhaltung und hinein in die – zuerst einmal phantasierte –
Selbstvernichtung drängen.

Die verhängnisvolle Isolationsgefahr hat dabei nicht unbedingt etwas
mit den scheinbar gut erhaltenen äußeren Beziehungen zu tun. Für den
Alltag gilt es vielmehr nüchtern abzuklären: Sind noch zwischenmenschliche Kontakte vorhanden und – wenn ja, was sind sie in Wirklichkeit wert?

Neben diesen psychologischen Voraussetzungen ist für die Ausführung
der Tat noch ein weiterer Faktor von Bedeutung:

*Die Aggression:* Sie ballt sich im Laufe der Zeit zusammen. Manchmal speist sie sich sogar aus vielfältigen Versagungen und Enttäuschungen aus früher Kindheit, kann aber auch durch spätere Frustrationen (vom lat.: frustra = vergebens) gefördert werden. Viele dieser Menschen sind jedoch aggressionsgehemmt, d. h. sie können ihre feindseligen Regungen nicht abführen. Aus solchen aufgestauten Aggressionen entsteht aber das Gefühl der »ohnmächtigen Wut«. Kann man den anderen auch nichts anhaben, weil man sich beispielsweise nicht getraut, so steht doch ein Opfer Tag und Nacht bereit: die eigene Person (»Aggressionsumkehr«). Solche Menschen müßte man also vor sich selber schützen. Doch das ist erfahrungsgemäß schwierig. Man kann zwei Feinde voneinander trennen, doch wie schützt man das Opfer vor dem Täter, wenn beide identisch sind?

Und ein dritter Punkt erwies sich in der Suizidforschung als bedeutsam:

*Der Rückzug aus der Realität durch Flucht in eine Phantasiewelt:* Das kann ernste Folgen haben. Wer flieht, vermag nicht mehr gestaltend einzugreifen, wird immer anfälliger und hilfloser dem Zwiespalt zwischen Scheinwelt und Wirklichkeit ausgeliefert. Nun ist eine Phantasiewelt durchaus nichts Negatives. Doch in diesem Fall hat sie nur ein Ziel: Die Selbstvernichtung, die in Suizidphantasien vorweggenommen wird.

Diese Suizidphantasien spielen sich in der Regel in drei Phasen ab: 1. Ich möchte tot sein. 2. Ich könnte mich ja selber töten. 3. Wie werde ich es durchführen? Solche Suizidgedanken werden am Anfang aktiv herbeigeführt, bis sie sich von selber aufzudrängen beginnen und schließlich nicht mehr zu verscheuchen sind. Dieses Stadium ist das gefährlichste.

Glücklicherweise haben Angehörige, Freunde, Arbeitskollegen und der Arzt in dieser Situation noch eine reelle Chance. Man muß sie nur wahrnehmen. Auf was ist zu achten?

*Alarmzeichen* in dieser aufgewühlten Phase, in der Lebenswille und Sterbenswunsch miteinander in heftigem Streit liegen, sind: Unruhe, Spannung, Nervosität, Schlafstörungen, ja sogar Reizbarkeit, Mißgestimmtheit, Ungerechtigkeit, aggressive Durchbrüche, kurz: Der Betroffene ist »unangenehm« bis »lästig«. Gerade das aber ist – zumindest in einem großen Teil der Fälle – sein Hilfeschrei, auch wenn er ganz und gar nicht dem üblichen Notsignal entspricht und meist auch gründlich mißverstanden wird. Man muß lernen, die verschlüsselten Nachrichten zu enträtseln. Oft kommt es auf jedes Wort an. Später, wenn es zu spät ist, erkennen die meisten den »tieferen Sinn« entsprechender Bemerkungen oder Verhaltensweisen. Weshalb nicht früher? Wahrnehmen heißt eben »für wahr nehmen«. Und dazu gehört zweierlei: Wissen und Bereitschaft.

Natürlich gibt es neben dieser schwierigen Phase noch weitere Faktoren, deren Kenntnis die Abschätzung der Suizidalität erleichtert. Die folgende Übersicht faßt nochmals die wichtigsten greifbaren Anhaltspunkte zusammen für das Vorliegen eines erhöhten Suizidrisikos:

- frühere Suizidversuche oder suizidale Äußerungen;
- Vorkommen von suizidalen Handlungen oder Androhungen im Bereich der Verwandtschaft oder näheren Umgebung (Nachahmungseffekt, Sogwirkung, Identifikationsneigung);
- offene oder versteckte Suiziddrohungen;
- Äußerung konkreter Vorstellungen über Vorbereitung oder Ausführung;
- Selbstvernichtungs- oder Katastrophenträume;
- »unheimliche Ruhe« nach vorangegangener suizidaler Unruhe, Aufgewühltheit oder Zerrissenheit;
- ängstlich-gespanntes oder getriebenes Verhalten;
- langdauernde, zermürbende Schlafstörungen;
- unterdrückte Gefühlsausbrüche und Aggressionsstauungen;
- Beginn oder Abklingen depressiver Phasen;
- biologische Krisenzeiten: Pubertät, Schwangerschaft, Stillzeit, Wechseljahre, Rückbildungsalter;
- schwere Schuld- und Unfähigkeitsgefühle;
- unheilbare Krankheit oder Wahnvorstellungen von einer unheilbaren Krankheit;
- Alkoholismus, Rauschgiftsucht, Medikamentenabhängigkeit;
- familiäre Probleme in derKindheit (Trennung, Scheidung, Tod eines Elternteils, Stiefeltern, Heimaufenthalt);
- Fehlen oder Verlust mitmenschlicher Kontakte (Vereinsamung, Entwurzelung, Liebesenttäuschung);
- berufliche und finanzielle Schwierigkeiten;
- Fehlen eines Aufgabenbereichs und Lebensziels;
- Fehlen oder Verlust tragfähiger religiöser Bindungen.

# Konkrete Maßnahmen

Die im normalen Alltag üblichen und meist auch sinnvollen Vorschläge, Ermahnungen und wohlmeinenden Aufmunterungen sind im Gespräch mit Suizidgefährdeten zumeist fehl am Platz. Denn es dürfte für den Betroffenen kaum einen Lösungsansatz geben, den er nicht schon selber erwogen, geprüft und wieder verworfen hätte. Die Wiederholung solcher Argumente muß ja den Eindruck erhärten, es sei wirklich schon alles versucht worden – umsonst.

Dafür soll man nach und nach und mit großer Vorsicht die aufgestauten Aggressionen zu kanalisieren versuchen. Wichtig ist vor allem das laute und deutliche Ansprechen und Aussprechen und damit Bewußtmachen bisher unbewußter oder verdrängter zwischenmenschlicher und persönlicher Probleme. Dazu gehört eine Reihe von gezielten Fragen, die in einer solchen Notsituation »Luft schaffen können«. Sie wirken zwar auf den ersten Blick sehr persönlich, direkt, indiskret, fast unzumutbar. Andererseits: Wie hoch kann der Preis werden, wenn sich die Zurückhaltung nicht auszahlt? Was ist wichtiger: Die Wahrung sogenannter gesellschaftlicher Normen oder die Erhaltung eines Lebens?

Solche gezielten Fragen sind beispielsweise:

Haben Sie gegen jemanden Wut, Zorn, Haßgefühle, die Sie unterdrükken müssen? – Aggressionen, die unterdrückt werden (müssen), können sich gegen die eigene Person richten.

Haben sich Ihre Interessen, Gedanken und zwischenmenschlichen Kontakte gegenüber früher eingeengt? – Je mehr sich die Außenkontakte reduzieren, die Gefühlswelt verarmt, das Blickfeld einengt, die Zukunft »röhrenförmig« auf suizidale Impulse zentriert, desto größer die Gefahr.

Haben Sie schon daran gedacht, sich das Leben zu nehmen? – Diese konkrete Frage löst eine heimliche Suizidgefahr nicht aus, sondern macht sie oftmals dem Betroffenen erst richtig bewußt. Je konkreter nun seine Vorstellungen oder gar Vorbereitungen, desto größer die Gefahr.

Denken Sie bewußt daran oder drängen sich derartige Gedanken bereits auf, auch wenn Sie es nicht wollen? – Suizidideen, die sich passiv aufdrängen, sind gefährlicher als selbst herbeigeführte Selbstmordphantasien.

Haben Sie schon über Ihre Absichten mit jemandem gesprochen? – Jede Form von Ankündigung, versteckte wie demonstrativ erscheinende, muß stets ernst genommen werden.

Natürlich müssen solche Fragen zur Klärung und Behandlung vor allem dem Arzt vorbehalten bleiben. Und selbstverständlich sollte man auch alle Kraft darauf verwenden, den Patienten in ärztliche Behandlung zu bringen. Andererseits kann sich auch der Laie in bestimmten Situationen nicht seiner Verantwortung entziehen. Dann ist es besser, er stellt sich dieser schweren Aufgabe, besonders wenn er über die notwendigen Grundkenntnisse verfügt. Denn es ist falsch, sich nur leichtfertigen Hoffnungen hinzugeben und zu glauben, es würde sich alles wieder von selber regeln oder – ein noch öfter angeführter Vorbehalt – die Diskussion um die Suizidgefahr könne dieser nur Vorschub leisten. Der offene Dialog ist schon deshalb fruchtbarer, weil auch der Suizidwillige lang genug nicht weiß, was er nun eigentlich will und vor allem, wie, wo und wann er es will. Schon die Aussprache über die selbstzerstörerischen Impulse schwächt diese gefühlsmäßigen Spannungen oft entscheidend ab. Dabei kann sich mitunter die alte Erfahrung als nützlich erweisen: Verneint der Kranke eine Suizidabsicht, so soll man sich deshalb nicht gleich zufrieden geben, sondern muß grundsätzlich nachfassen und fragen, warum er keine suizidalen Gedanken mehr hegt. Wer noch immer suizidgefährdet ist, antwortet darauf meist ausweichend oder unbefriedigend. Konkrete Antworten hingegen (z.B. bezüglich Ehefrau, Kinder, Eltern, ja sogar Haustiere, die dann hilflos zurückgelassen würden), lassen eher berechtigte Hoffnungen zu.

Grundsätzlich soll man sich auch nicht scheuen, den Kranken zu dem Versprechen zu bewegen, sich nichts mehr anzutun oder bei der geringsten suizidalen Regung wieder Kontakt aufzunehmen – selbst nachts. Dabei kann man ruhig die Verpflichtungen und Risiken zur Sprache bringen, die alle jene eingegangen sind, die sich um den Patienten bemühen. Kann der Kranke hingegen ein solches Versprechen nicht leisten, wird er dadurch wenigstens die erforderlichen Konsequenzen einsehen, die der behandelnde Arzt dann ins Auge fassen muß (z.B. Klinikaufnahme).

Ein besonders heikles Kapitel ist die sogenannte »Ruhe vor dem Sturm«. Sie wird meist verkannt. Dabei muß man sich immer vor Augen halten: Eine (suizidale) »Aufgewühltheit«, die mehr oder weniger plötzlichem »Frieden« weicht, hat erst einmal als verdächtig zu gelten – bis man sich vom Gegenteil überzeugt glaubt. Ohne damit jede wirkliche Wendung zum besseren mit dieser erhöhten Vorsicht belasten zu wollen, ist der Betroffene solange zu betreuen bzw. zumindest unauffällig im Auge zu behalten, bis wirklich alle Verdachtsmomente ausgeräumt scheinen.

So gilt es vor allem, den mitmenschlichen Kontakt aufrecht zu erhalten. Man vergesse nicht: Jedem Suizid geht ein mißglücktes oder nicht stattgehabtes Gespräch voraus. Denn: »Selbstmörder«, so heißt der treffende Satz, »ist man lange, bevor man Selbstmord begeht.« Und, noch eindrücklicher: »Selbstmord, das ist die Abwesenheit der anderen.«

# TEIL III

# Bemerkungen zur antidepressiven Therapie

# Ein Blick in die Psychiatrie-Geschichte

Störungen des Gemütszustandes, von der Niedergeschlagenheit bis zur tiefen Schwermut sind so alt wie die Menschheit, sind sie doch die menschlichsten aller Erkrankungen. Ebenso alt aber sind mitmenschlicher Trost und liebevolle Zuwendung, mit denen die Menschen sich gegenseitig halfen, mit solchen Zuständen fertig zu werden. Medikamente im eigentlichen Sinne dagegen sind erst in unserem Jahrhundert verfügbar. Jahrtausendelang mußten sich die Betroffenen mit anderen »Heilmitteln« behelfen.

Die ersten Versuche des Menschen, seine Krankheiten zu beeinflussen, waren stark in der Magie verwurzelt. Über lange Epochen hin lebte er förmlich im Bann natürlicher und übernatürlicher Kräfte, denen er vertraute und die er fürchtete. Unter dem unerschöpflichen Arzneischatz, den die »grüne Kraft« der Vegetation ihm bot, fand er sehr früh schon Mittel gegen die Traurigkeit, die bisweilen sein Leben so unerklärlich verdunkelte.

Die älteste seelisch wirksame Droge ist wohl der Alkohol. Er spielt auch heute noch die (leider) wichtigste Rolle in der »Behandlung« von Kummer, Sorgen und Verstimmungszuständen. Das kann verheerende Folgen haben, wenn diese Selbsttherapie entgleist. Weitere Pflanzendrogen, die sowohl gegen Schlafstörungen als auch Stimmungstiefs eingesetzt wurden, sind die Tollkirsche Belladonna, die schon die Assyrer um 2000 vor Christus in Gebrauch hatten, sowie das auch heute noch medizinisch unerläßliche, in der Rauschgiftszene jedoch katastrophale Opium.

Von Hippokrates, dem um 460 vor Christus geborenen griechischen Arzt, waren die Hauptsymptome des Lebensüberdrusses schon treffend beschrieben worden: »Wenn Angst und Traurigkeit zu lange andauern, so handelt es sich um einen melancholischen Zustand.« Zur Erklärung der Ursache erscheint bei ihm erstmals die »schwarze Galle«, jene zähflüssige, angestaute, geheimnisvolle, des Menschen Gemüt zernagende Substanz, auf die die Grundbedeutung des Wortes Melancholie (»Schwarzgalligkeit«) hinweist. Jahrhundertelang blieb die Theorie der Mischungsstörung von vier Körpersäften (Schleim, Blut, gelbe und schwarze Galle) maßgebend. So war es nur logisch, daß man annahm, jene Heilpflanzen würden besonders sicher gegen melancholische Zustände wirken, die eine abführende, galletreibende und krampflösende Wirkung besaßen, denn sie sollten dadurch das Übermaß an

»schwarzer Galle« beseitigen. »Swartgalligheet« nennt man übrigens noch heute in Holland melancholische Anwandlungen.

Die antiken Ratschläge, depressive Zustände durch Entleerung, Massagen, Ernährungsänderungen, Körperübungen oder Schlaf zu bessern, wurden später durch detaillierte Maßnahmen ergänzt: der kräftigende Einfluß körperlicher Arbeit oder zumindest Tätigkeit; die anregende Wirkung von Riechmitteln wie z. B. Moschus, Kampfer, Lavendel; die reinigenden und erfrischenden Effekte einer Obstkur mit Äpfeln oder Trauben; die stimulierende Wirkung von kalten Gesichts- oder Tauchbädern; die tröstenden Kräfte des Theaters und vor allem der Musik. (Bereits im Alten Testament (Samuel 16,14–23) wurde eine Musiktherapie beschrieben: Der Geist des Herrn war von König Saul gewichen. Ein böser Geist Gottes quälte ihn. So oft er Saul überfiel, nahm David die Zither und spielte darauf. Dann fühlte sich Saul erleichtert, es ging ihm wieder gut, und der böse Geist wich von ihm.)

Daneben erwarben sich zahlreiche pflanzliche Drogen den Ruf einer stimmungsaufhellenden Wirkung: Neben der Tollkirsche, dem Bilsenkraut, dem Hanf, dem Stechapfel, der Mandragora und vielen anderen waren es vor allem die Nießwurz (Helleborus) und später das Johanniskraut.

Das Mittelalter wurde in der Medizin im wesentlichen durch die arabische Wissenschaft beeinflußt. Sie war dem europäischen Stand über lange Zeit um vieles voraus, insbesondere was die Einrichtung von Spitälern betraf. Ansonsten verließ man sich auf das altbekannte Opium, das auch die Grundlage der sogenannten »Schlafschwämme« war, einem Aufguß aus Opium, Stechapfel, Maulbeersaft, Hanf, Mandragora und Eisenhut, der sowohl zur Narkose als auch gegen hartnäckige Schlafstörungen und Verstimmungszustände eingesetzt wurde. Auch in dem sagenumwobenen »Laudanum«, das der berühmte mittelalterliche Arzt Paracelsus aus Koka-Blättern und Rauwolfia-Alkaloiden zusammenstellte, kam Opium vor.

Die Renaissance wendete sich wieder der Diät zu, die leider zumeist groteske Blüten trieb. Auf der Seite milder Behandlungsverfahren kam wieder die Musiktherapie zu Ehren, bei den kräftigeren Maßnahmen waren es Aderlaß, Abführ- und Brechmittel.

Ausgerechnet das Jahrhundert der Aufklärung aber brachte für psychisch Kranke wieder rauhere Zeiten. Man erinnerte sich bei den körperlichen Behandlungsmethoden vor allem der Schocktherapie in den unterschiedlichsten Ausführungen. Dazu gehörten der Drehstuhl (auch noch »Beruhiger« genannt) sowie Duschen mit eiskaltem Wasser oder gar entsprechendes Untertauchen. Auch mit Heilmitteln wurde wieder experimentiert, unter anderem mit Tabak, was aber keinen Erfolg brachte. Und etwas Neues kam auf, wenngleich schon damals mit fragwürdigem Erfolg: das Reisen als Mittel, die »düstere Melancholie« zu verscheuchen. Das mag bei gelegentlichen Stimmungstiefs einen Sinn haben, ist aber bei schweren (insbesondere endogenen) Depressionen völlig verfehlt.

Das 19. Jahrhundert förderte die sogenannten hydrotherapeutischen Methoden, vor allem das warme Duschbad. Doch nach und nach kam man jetzt zu der Erkenntnis, daß psychische Störungen eine seelisch orientierte Behandlung brauchen. Man begann, auf die Neigungen, Gewohnheiten und Gefühle der Kranken einzugehen und korrigierend einzuwirken. Zwar hielt man den Melancholiker noch immer für ein Opfer seiner selbsterfundenen Ideen und Verrücktheiten, doch erkannte man inzwischen, daß die Depression – im Gegensatz zu anderen psychischen Krankheiten – den Verstand nicht beeinträchtigte und lediglich die Stimmung niederdrückte. Dennoch kam es noch ein letztes Mal zu teilweise abnormen, mitunter sogar grausamen Behandlungsvorschlägen, die hier nicht weiter ausgeführt werden sollen. Dann aber setzten sich nach und nach modern anmutende Theorien und Verfahren durch. In medikamentöser Hinsicht erfreuten sich neben dem unverändert aktuellen Opium vor allem Kaliumbromid, Paraldehyd, Sulfonal, später Chlorhydrat und Barbitursäure zunehmender Beliebtheit. Auch weitere physikalische Maßnahmen wie Kompressen, Bestrahlungen, Massagen usw. wurden vermehrt eingesetzt.

In der ersten Hälfte des 20. Jahrhunderts bediente man sich vor allem der »organischen Umstimmung«, die man mit Hilfe der Schocktherapie zu erreichen suchte. Dann kam die Dauerschlafbehandlung oder Schlaftherapie, die allerdings ganz widersprüchliche Ergebnisse erbrachte. Auch sie war jedoch keine spezifische Therapiemethode gegen Depressionen. Dasselbe galt für den Insulinschock, der als Insulinkur noch bis Mitte dieses Jahrhunderts üblich war, weil er vor allem bei schizophrenen und depressiven Psychosen mitunter zu überraschenden Besserungen verhalf – wenn auch nicht ohne gesundheitliches Risiko. Der Cardiazolschock, eine Krampfbehandlung durch Injektion von Cardiazol, wurde relativ schnell durch die Elektrokonvulsionsbehandlung abgelöst. Ob als »Elektroschock« verteufelt oder als »Heilkrampfbehandlung« zum Retter in letzter Not gepriesen, dieses Verfahren konnte sich bei schweren, auf nichts anderes mehr ansprechenden Depressionen bis heute halten.

# Orientierender Überblick über moderne Psychopharmaka

Keine Behandlungsmaßnahme hat die psychiatrische Therapie jedoch so revolutioniert wie die sogenannten Psychopharmaka. Während sich die Entwicklung der früher wegweisenden Therapiemaßnahmen über einen größeren Zeitraum gleichmäßig verteilte, fand man praktisch alle wichtigen Wirkgruppen um die Mitte unseres Jahrhunderts innerhalb von etwa zehn Jahren. Nachfolgend eine kurze Übersicht:

Psychopharmaka sind Arzneimittel, die auf das Seelenleben wirken, d. h. sie verändern Erleben und Verhalten. Die Einteilung nach klinischen Merkmalen umfaßt folgende Gruppen:

*Neuroleptika* wirken besonders gegen psychotische Symptome, wie sie im Rahmen einer Geisteskrankheit (= Psychose, z. B. Schizophrenie) auftreten. Einige Stoffe dieser Gruppe dienen vor allem der Beruhigung. Neuroleptika haben eine Reihe von Nebenwirkungen, besonders die antipsychotisch wirkenden. Sie machen jedoch nicht abhängig.

*Antidepressiva* werden gegen depressive Zustände eingesetzt und wirken vor allem stimmungsaufhellend und angstlösend. Einige Substanzen beruhigen, andere aktivieren. Antidepressiva machen ebenfalls nicht abhängig.

*Tranquilizer* wirken angstlösend, entspannend, ausgleichend, beruhigend und ggf. schlafanstoßend. Sie gehören zu den am häufigsten verordneten Medikamenten überhaupt. Im Gegensatz zu den Neuroleptika und Antidepressiva können Tranquilizer jedoch abhängig machen.

*Psychostimulanzien oder Weckmittel* wirken anregend, aktivierend. Sie werden bei seelischer oder körperlicher Leistungsschwäche, in niedriger Dosierung auch als Appetitzügler eingesetzt. Auch hier ist die Gefahr der Abhängigkeit gegeben, selbst bei Schlankheitsmitteln.

*Lithiumsalze* wirken überwiegend vorbeugend bei immer wiederkehrenden Depressionen und manischen Zuständen und können ein manisches Bild beruhigen helfen. Sie zählen zwar nicht zu den Psychopharmaka im engeren Sinne, sind aber inzwischen weltweit im Einsatz und unersetzlich in ihrer Funktion. Lithiumsalze machen nicht abhängig.

Daneben gehören zahlreiche andere Substanzen im weiteren Sinne zu den Psychopharmaka, da sie ebenfalls auf die Psyche einwirken wie

z. B. Schlafmittel (Narkotika) und Medikamente gegen Krampfanfälle (Antiepileptika, Antikonvulsiva); außerdem werden Stoffe ohne anerkannten therapeutischen Nutzen wie Genußmittel (Alkohol, Nikotin) und die zahlreichen Rauschdrogen im weitesten Sinne dazu gerechnet. Schließlich gibt es auch Arzneimittel, deren Begleitwirkungen die seelischen Abläufe beeinflussen können. Dazu gehören Antihistaminika (Antiallergika), Muskelrelaxanzien (gegen Muskelkrämpfe und -verspannungen), manche Antihypertensiva (Mittel gegen Bluthochdruck) sowie fiebersenkende und entzündungshemmende Präparate.

# Die medikamentöse Behandlung der Depression heute

## Unterschiedliche Therapieansätze

Der Arzt in Klinik und Praxis, der sich fast täglich mit neuen Depressionsfällen konfrontiert sieht, muß zunächst einmal feststellen, um welche Art von Depression es sich handelt. Obwohl es bis heute kein allgemein anerkanntes Klassifikationsschema depressiver Erkrankungen gibt, hat sich im wesentlichen die Einteilung in die drei bereits ausführlich dargestellten großen Gruppen bewährt: psychogene, endogene und körperlich begründbare (somatogene) Depressionen.

1. *Psychogene Depressionen:* Bei den reaktiven, neurotischen und Erschöpfungsdepressionen dominieren psychotherapeutische und soziotherapeutische Maßnahmen. Dazu gehören stützende, ggf. analytisch orientierte Psychotherapie oder Verhaltenstherapie, ferner Änderung der Lebensführung, Milieuwechsel, Entspannungsübungen (Autogenes Training, Yoga) usw. Hier haben Antidepressiva ggf. eine unterstützende Bedeutung. Allerdings sollte man dann die Dosierung geringer halten, weil bei diesen Patienten die Nebenwirkungen offenbar schneller oder empfindlicher registriert werden. Auf jeden Fall kann eine Kombinationsbehandlung aus Psychotherapie und Antidepressiva in manchen Fällen das Beschwerdebild spürbar mildern und abkürzen.

2. *Endogene Depressionen:* Bei periodischen Depressionen mit aus-

schließlich depressiven Phasen, bei zyklischen Depressionen, bei denen depressive und manische Phasen sich mehr oder weniger regelmäßig abwechseln sowie bei Spät- oder Involutionsdepressionen im Rückbildungsalter sind Antidepressiva die wichtigste therapeutische Maßnahme. Selbstverständlich müssen auch hier psychotherapeutische und soziotherapeutische Hilfen dazukommen.

3. *Somatogene Depressionen:* Bei den körperlich begründbaren Depressionen ziehen körperliche Krankheiten direkt (organische Depression) oder indirekt (symptomatische Depression) das Gehirn in Mitleidenschaft und lösen entsprechende Stimmungsschwankungen aus. Solche Begleitdepressionen komplizieren und beschweren natürlich auch den gesamten Heilungsverlauf. Hier muß die Behandlung des Grundleidens im Vordergrund stehen: Herz-Kreislauf-Therapie, Ausschaltung von Schadstoffen und Vergiftungszuständen bzw. von depressionsauslösenden Medikamenten u. a. Antidepressiva können nützlich sein, müssen sich aber in der Dosierung dem Alter, dem labileren Gesundheitszustand und vor allem der evtl. größeren Empfindlichkeit des Gehirns anpassen.

## Die drei Haupttypen der Antidepressiva

Unverkennbar haben alle antidepressiven Substanzen eine weitgehend vergleichbare stimmungsaufhellende Wirkung. Anderen Psychopharmaka wie z. B. den Tranquilizern, fehlt dieser spezifisch depressionslösende Effekt.

Man kann die heute üblichen und verfügbaren Antidepressiva nach drei Wirkungskomponenten einteilen, die sie in unterschiedlichem Maße besitzen:

Antidepressiva mit vorwiegend

- stimmungsaufhellenden,
- angstlösend-beruhigenden und
- antriebssteigernden Effekten.

### Die Wahl des Antidepressivums

Für eine erfolgreiche Behandlung ist die Auswahl des entsprechenden Antidepressivums mit dem richtigen Wirkungsprofil für das vorherrschende depressive Krankheitsbild bedeutsam:

- Bei niedergeschlagener, verzweifelter, gedrückter und trauriger Grundstimmung ohne merkliche Antriebsstörung in Richtung unruhige Getriebenheit oder seelisch-körperliche Hemmung wählt der Arzt ein vorwiegend stimmungsaufhellendes Antidepressivum, das weder merklich dämpft noch aktiviert.

- Zeigt die Depression eine ängstliche und unruhige, aufgeregte oder gespannt-fahrige Ausprägung, wird er ein angstlösendes und vor allem beruhigendes Antidepressivum einsetzen. Ggf. können zusätzlich bestimmte Neuroleptika nötig werden.

- Wenn die Depression durch besonders starke Hemmung, Antriebslosigkeit oder gar Apathie gekennzeichnet ist, kann ein Antidepressivum mit aktivierenden, d. h. antriebssteigernden Eigenschaften das Mittel der Wahl sein.

Diese Unterscheidung ist deshalb wichtig, weil man bei einem unruhig-gespannten oder getrieben bis erregten Depressiven kein aktivierendes Antidepressivum verordnen sollte, da dieses seinen Zustand noch verschlimmern oder eine mögliche Suizidgefährdung verstärken kann. Dagegen kann ein antriebsgehemmter, also müde, matt, apathisch oder gar seelisch-körperlich wie versteinert wirkender Patient eine solche Aktivierung durchaus als hilfreich empfinden.

Der Arzt wird herauszufinden suchen, welches Erscheinungsbild überwiegt. Dabei können gezielte Hinweise der Angehörigen sehr hilfreich sein. Denn es mag auf den ersten Blick zwar keine Probleme aufwerfen, zwischen einem unruhigen und einem gehemmt wirkenden Menschen zu unterscheiden. In Wirklichkeit wirken aber viele Depressive nach außen passiv, schwach, kraftlos, leicht erschöpfbar, ohne Initiative, Schwung und Antrieb, fühlen sich aber in Wirklichkeit innerlich nervös, »wie unter Strom«, »vibrierend«, »wie ein Vulkan«. Dies muß man dem Arzt mitteilen, damit er seine Entscheidung richtig treffen kann. Allerdings wird die Situation dadurch erschwert, daß so manche Patienten unter dieser Diskrepanz zwar leiden, sie aber gar nicht als solche erkennen, zumindest jedoch nicht beschreiben können und deshalb auch keine Veranlassung sehen, ausdrücklich darauf hinzuweisen. Hier müssen die Angehörigen mit ihren Beobachtungen und Situationsschilderungen einspringen, am besten mit der direkten Wiedergabe entsprechender Klagen (»was wühlt mich innerlich nur so auf, obwohl ich doch nichts mehr zustande bringe?«).

**Ein wichtiger Hinweis**

Wichtig ist noch einmal der Hinweis, daß im Falle einer Depression eine stimmungsaufhellende Wirkung nur von Antidepressiva zu erwarten ist. Dies betrifft vor allem die endogenen und körperlich begründbaren, unterstützend ggf. auch die psychogenen Depressionsformen. Beruhigungsmittel oder Tranquilizer sowie bestimmte Neuroleptika (z. B. im Rahmen einer »Wochenspritze«) beruhigen zwar, wirken angstlösend, entspannend, können Einschlafstörungen beheben und Streßsituationen besser ertragen helfen. Stimmungsaufhellend im eigentlichen Sinn wirken sie hingegen nicht. Im Gegenteil: Über längere Zeit genommen, können sie eine Depression sogar noch verstärken.

Die Entscheidung trifft selbstverständlich der Arzt. Dieser wird aber gelegentlich von Patient und Angehörigen mit entsprechenden Wünschen konfrontiert oder gar unter Druck gesetzt. Natürlich ist Mitarbeit gefragt, ja sogar unerläßlich, wozu auch dieses Büchlein beitragen soll. Andererseits ist es der Arzt, der Erfahrung, Kenntnis und Übersicht hat und bei inzwischen erhärtetem Verdacht auf Depression gerne Antidepressiva geben würde. Doch beharrt der Patient oft auf dem zuvor versuchten Beruhigungsmittel – ohne zu wissen, daß er sich im Falle einer Depression auf Dauer damit keinen guten Dienst erweist.

## Vorbeugung und Behandlung mit Lithiumsalzen

Was kann man tun, wenn ein Mensch immer wieder in die Tiefe einer endogenen Depression gerissen oder in das verhängnisvolle Hoch einer Manie entführt wird? Hier kann der Arzt nach mehrfachem Rückfall eine Therapie mit Lithiumsalzen empfehlen.

Das Anwendungsgebiet der Lithiumsalze umfaßt im wesentlichen zwei Bereiche:

1. Eine direkte Wirkung auf manische Phasen (am besten in Kombination mit dämpfenden und antipsychotisch wirkenden Neuroleptika),
2. eine vorbeugende Wirksamkeit gegen manische und depressive Phasen (die jedoch in der Regel erst nach einigen Monaten lückenloser Einnahme greift).

Man schätzt, daß allein in der Bundesrepublik derzeit Zehntausende von Patienten mit wiederholten Rückfällen Lithiumpräparate einnehmen und damit von ihren depressiven und manischen Zuständen weitgehend befreit, zumindest nicht mehr so ausgeprägt gequält bzw. gefährdet sind.

Gleichwohl sind die Lithium-Medikamente keine unproblematischen Substanzen. Sie verbieten sich bei einer Reihe von vorbestehenden Krankheiten, müssen zuverlässig eingenommen werden und können bestimmte Nebenwirkungen entwickeln, die sorgfältig zu beobachten sind.

Dafür kann die Rückfallgefahr spürbar reduziert, zumindest aber die Schwere des Leidens, die Dauer und vor allem Häufigkeit erneuter Erkrankungen vermindert werden. Auch lassen sich die gesunden Zwischenzeiten verlängern. Bei etwa jedem fünften Kranken ist jedoch keine befriedigende Besserung zu erreichen.

*Als Vorsichtsmaßnahmen und Gegenanzeigen* gibt es eine Reihe von relativen und absoluten Kontraindikationen, die eine Einnahme nur unter besonders sorgfältiger Überwachung bzw. überhaupt nicht möglich machen. Da Lithium fast gänzlich über die Nieren ausgeschieden wird, hängt seine Verträglichkeit in erster Linie von einer normalen Nierenfunktion ab. Im weiteren sind auch Herz-Kreislauferkrankungen, hirnorganische Veränderungen und Anfallsleiden auszuschließen. Auch während der Behandlung werden sich manche Kontrolluntersuchungen regelmäßig wiederholen, denn der Erfolg hängt von einem bestimmten Lithium-Spiegel im Blutserum ab, der anfangs öfter, später in größeren Abständen nachgeprüft werden muß.

*Bestimmte Nebenwirkungen* sind trotz zuverlässiger Medikamenteneinnahme und sorgfältiger Überwachung nicht ganz auszuschließen. Dies muß der Patient wissen, um sich schon im voraus darauf einzustellen. Die meisten Begleiterscheinungen sind »lediglich« lästig, nicht gefährlich. Dazu gehören ein feines Zittern der Finger, gelegentlich Müdigkeit oder Schläfrigkeit, manchmal Magen-Darm-Beschwerden (Völlegefühl, Blähungen, Übelkeit) sowie Muskelschwäche. Auch Klagen über Störungen von Konzentration und Merkfähigkeit sowie schöpferischer Leistungsfähigkeit sind immer wieder zu hören, besonders von geistig tätigen Menschen. Eine Vergrößerung der Schilddrüse ist möglich, hat jedoch keine weitergehenden Folgen. Auf jeden Fall soll der Patient regelmäßig seinen Halsumfang messen und Änderungen dem Arzt mitteilen. Als nicht mehr lästig, sondern hinderlich bis belastend wird der auftretende stärkere Durst und das damit verbundene häufige Wasserlassen empfunden, das nachts zu Schlafstörungen führen kann. Flüssigkeitsaufnahme und -ausscheidung können u. U. zwischen

5 und 10 Liter pro Tag betragen. Das führt gelegentlich zu einer Gewichtszunahme, was besonders weibliche Patienten beunruhigt.

Neben einer Reihe weiterer, meist seltener Nebenwirkungen kann es gelegentlich zu Überdosierungserscheinungen kommen, die jedoch als Warnsymptome in der Regel sofort auffallen. Dazu gehören verstärkte Übelkeit, dünner Stuhl, gröberes Handzittern, vermehrter Durst und damit häufigeres Wasserlassen, Muskelschwere oder Muskelschwäche usw.

*Schlußfolgerung:* Sowohl die endogene Depression als auch die Manie (die in diesem Büchlein nicht weiter ausgeführt werden kann) sind ernstzunehmende, z. T. qualvolle, evtl. sozial belastende und mit Rückfallrisiko behaftete Psychosen. Die modernen Psychopharmaka (Antidepressiva bei Depressionen, Neuroleptika bei Manien) sind hier zusammen mit einer entsprechenden Psycho- und Soziotherapie zu einer entscheidenden Hilfe geworden. Manche Kranke (und ihre Angehörigen) aber werden durch ständige Rückfälle zermürbt. Hier kann sich eine längerfristige Behandlung mit Lithiumsalzen anbieten. Sie ist zwar keine Therapie ohne Beeinträchtigung und Risiken. Doch gemessen an dem, was sie zu verhindern vermag, gilt sie als einer der großen Meilensteine in der Geschichte der Medizin.

# Allgemeine Behandlungsregeln

*Dosierung:* In den ersten Tagen wird der Arzt das ausgewählte Antidepressivum erst einmal vorsichtig ausprobieren und nach knapp ein bis zwei Wochen möglicherweise die Dosis steigern. Stets sollte sie jedoch individuell angepaßt bleiben. Hier muß der Patient mit entsprechenden Informationen mithelfen, nicht zu heroisch, aber auch nicht zu klagsam. Entsprechende Dosisempfehlungen in den Beipackzetteln sind, mit Ausnahme der angegebenen Höchstdosen, lediglich unverbindliche Richtlinien.

Bei älteren Patienten muß man noch langsamer »einschleichen« und sich unter Umständen mit geringeren Dosen begnügen. Es gibt jedoch auch Patienten höheren Alters, bei denen recht hohe Gaben erforderlich sind. Meist signalisiert das Auftreten stärkerer Nebenwirkungen den oberen Dosisbereich.

*Dosisverteilung:* Mehr und mehr geht man von dem eingefahrenen »Dreimal-täglich-Schema« ab, teils aus präparateeigenen, teils aus physiologischen, teils aus psychosozialen Gründen (Einnahmezuverlässigkeit, Therapietreue). Für Psychopharmaka gilt diese Sonderregelung, die in vielen Fällen der Natur ohnehin eher angepaßt ist, schon länger.

Für *beruhigende Präparate* hat es sich als günstiger erwiesen, die Hauptdosis kurz vor dem Schlafengehen zu verabreichen. Dies empfiehlt sich aus mehreren Gründen:

1. Ein Teil der Nebenwirkungen wird »verschlafen«;
2. die stärker beruhigenden Antidepressiva können schlafanstoßend wirken und damit Schlafmittel einsparen helfen;
3. bei Retard-Formen mit länger andauernder Wirkung kann man auf diese Weise das gefürchtete Stimmungstief am Morgen mildern.

Im Gegensatz zu den Medikamenten mit abendlichem Verabreichungsmaximum dürfen *antriebssteigernde* und *aktivierende Antidepressiva* nur am Vormittag und Mittag, bestenfalls noch am frühen Nachmittag genommen werden. Sonst können Schlafstörungen unterstützt oder ausgelöst werden.

*Wirkungseintritt:* Während sich die antriebssteigernde und angstdämpfende Wirkung häufig schon nach den ersten Gaben feststellen läßt, dauert es bis zur Stimmungsaufhellung meist ein bis zwei, mitunter sogar drei Wochen. Auch Neuentwicklungen auf dem Pharmamarkt wirken nicht wesentlich schneller. Durch intravenöse Tropfinfusion läßt sich dieser verzögerte Wirkungseintritt etwas verkürzen.

Wichtig ist deshalb die Erkenntnis: Die stimmungsaufhellende Wirkung kann längere Zeit auf sich warten lassen (während sich Nebenwirkungen typischerweise recht schnell einzustellen pflegen). Die Besserung verläuft nicht selten wellenförmig. Kleinere »Rückschläge« sind durchaus üblich und kein Anlaß zur Resignation.

*Behandlungsdauer:* Die Dauer einer ambulanten antidepressiven Therapie durch den Hausarzt oder niedergelassenen Nervenarzt richtet sich nach der Krankheitsphase des Patienten. Nach deutlicher Aufhellung und auch nach scheinbar restlosem Verschwinden der depressiven Symptome muß sicherheitshalber noch Wochen oder Monate weiterbehandelt werden. Allerdings wird man jetzt mit einer verringerten Erhaltungsdosis auskommen. Wer hier jedoch seinen Arzt vorzeitig zum Abbruch drängt oder gar ohne sein Wissen die Medikamente wegläßt, provoziert eine unnötige Rückfallgefährdung, besonders in belastenden Situationen.

Überhaupt soll eine zu schnelle Dosisreduktion oder gar schlagartiges

Absetzen grundsätzlich vermieden werden. Zwar machen Antidepressiva nicht abhängig und führen deshalb auch nicht zu Entzugserscheinungen. Doch kann das abrupte Unterbrechen sogenannte »Absetzerscheinungen« auslösen, die ebenfalls unangenehm (und vor allem vermeidbar) sind.

Schließlich sollte noch mit einem verhängnisvollen Irrtum aufgeräumt werden: Niemand geht gerne in eine Klinik, auch wenn er es noch so nötig hätte. Jeder würde gerne sein Leiden zu Hause auskurieren. Dies gilt nicht zuletzt für Depressive, denen man eine solche »Heimbehandlung« auch gerne zugestehen wird, sofern es die Bedingungen erlauben. Der Therapieversuch zu Hause verleitet aber zu dem Trugschluß, eine ambulante medikamentöse Behandlung müsse von kürzerer Dauer sein als eine stationäre Versorgung. Das Gegenteil ist der Fall: Die Dosierung bei ambulanter Therapie liegt im allgemeinen niedriger als bei stationärer Aufnahme, da man hier einen Mittelweg mit den zu erwartenden Nebenwirkungen ausloten muß. Das kann die Behandlungszeit eher ausdehnen, da es länger braucht, bis der optimale Wirkspiegel erreicht ist. Diese Konsequenz ambulanter Betreuung muß man sich immer wieder vor Augen halten und mit den Vorteilen einer Behandlung zu Hause aufrechnen, wenn man ungeduldig zu werden droht.

## Die Nebenwirkungen der Antidepressiva

Je wirksamer ein Medikament, desto stärker können die zu erwartenden Nebenwirkungen sein. Dies trifft auch für die Antidepressiva zu, die im allgemeinen aber als gut verträgliche Mittel eingestuft werden. Dennoch seien mögliche Begleiterscheinungen nicht verschwiegen. Auch muß man bedenken, daß manche dieser unerwünschten Effekte Ausdruck der depressiven Erkrankung sind und durch das Medikament nur noch verstärkt werden (z. B. Mundtrockenheit, Müdigkeit, verlangsamte Reaktionsfähigkeit u. a.). Schließlich sei noch angefügt, daß selbst Plazebos, also Scheinpräparate ohne Wirkstoff, Nebenwirkungen hervorrufen können.

# Der Beipackzettel

Nicht wenige Patienten und Angehörige werden schon vor der Einnahme verunsichert, und zwar durch die Packungsbeilage. Dieser Beipackzettel ist die einzige Information, die das Gesetz für Arzneimittel vorschreibt. Dabei gilt es, mit einer Aufgabe fertig zu werden, die jeden überfordern würde: Der Text wendet sich sowohl an den Patienten als auch an den Arzt, muß also nach Inhalt und Sprache für den sogenannten »einfachen Mann auf der Straße« genauso dienen wie für den Universitätsprofessor. Welche Punkte die Packungsbeilage im einzelnen zu enthalten hat, ist exakt definiert: Zusammensetzung des Medikaments, Nebenwirkungen, Wechselwirkungen mit anderen Arzneimitteln, Gegenanzeigen u. a. In diesem Zusammenhang hat man schon von der sogenannten »Beipackzettel-Krankheit« gesprochen, bei der sich Symptome einstellen, auf die der Patient von alleine nie gekommen wäre. Daher sollten alle diese möglichen – übrigens für die meisten Antidepressiva sehr ähnlichen – Begleiterscheinungen am besten im offenen Frage-Antwort-Gespräch mit dem Arzt besprochen werden. Auch hängen Art und Ausmaß möglicher Nebenwirkungen stark von der Dosierung, dem Verlauf und der individuellen Empfindlichkeit, ja sogar von der Belastbarkeit der Angehörigen ab, da diese den Patienten stützen oder noch weiter verunsichern können.

## Die häufigsten Begleiterscheinungen

Die meisten Nebenwirkungen, die vor allem zu Beginn der Behandlung spürbar werden können, sind relativ harmlos: Mundtrockenheit, Verstopfung, Schwierigkeiten beim Lesen kleiner Schrift, Schweißausbrüche, erschwertes Wasserlassen, Zittern usw. Sie gehen nach einiger Zeit meist wieder zurück, gestalten sich durch Dosiskorrektur erträglicher oder werden vom Patienten bewußt durchgehalten, weil er Arzt und Präparat vertraut und durch Präparatewechsel oder Unterdosierung keine Zeit verlieren will.

Aktivierende Präparate können manchmal die innere Unruhe (und Schlafstörungen), sedierende Mittel die allgemeine Mattigkeit verstärken. Müdigkeit zu Beginn einer Therapie kann allerdings willkommen sein, um die seelisch-körperlichen Reserven wieder langsam aufzufüllen. Dafür muß man jedoch im Straßenverkehr und ggf. am Arbeitsplatz aufpassen: Auch die Reaktionszeit ist dadurch verlängert. Bei manchen, insbesondere weiblichen Patienten kommt es zu einer unliebsamen Gewichtszunahme. Zum einen handelt es sich hier um die Folge der Stimmungsaufhellung: Die depressionstypische Appetitlosigkeit geht zurück, das Gewicht normalisiert sich wieder. Zum anderen entwickelt sich aber auch eine medikamentenbedingter »Kohlenhydrathunger«, mitunter geradezu ein Heißhunger auf Süßigkeiten. Hier gilt es, willentlich Maß zu halten.

Störungen von sexuellem Verlangen und Potenz gehören zu den häufigsten Folgen einer Depression. Meist treten sie als eines der ersten Symptome auf, um oft auch als letztes wieder zurückzugehen. Aber auch die meisten Psychopharmaka können sie noch verstärken, unabhängig von der Dosis. Nach Abklingen der Depression und Ausschleichen des Medikamentes normalisieren sich die sexuellen Funktionen wieder. In therapeutischer Hinsicht ist vor allem eine rechtzeitige Aufklärung über diese Doppelbelastung (Krankheit und Medikament) nützlich, erspart sie dem Patienten doch unnötigen Kummer. Man sollte also seinen Arzt ohne Hemmungen zu diesem Problem befragen.

Schließlich sind auch bestimmte Herz- und Kreislaufstörungen durch Antidepressiva möglich, bei Patienten ohne entsprechende Vorschädigung in der Regel jedoch belanglos. Bestimmte Herzleiden sind jedoch ernstzunehmen und gelten als Gegenanzeige. Die häufigsten Beschwerden sind Pulsbeschleunigung und Blutdrucksenkung mit Flimmern vor den Augen oder Schwindel. Sie können anfangs und bei knapp kompensiertem Kreislauf mitunter sehr ausgeprägt und lästig sein. Besondere Probleme ergeben sich bei Tropfinfusionen. Ansonsten gehen Herz- und Kreislaufstörungen nach und nach wieder zurück bzw. können durch entsprechende Maßnahmen (Trockenbürsten, Wechselduschen, gymnastische Übungen, Sport, ggf. blutdruckstabilisierende Medikamente) weitgehend aufgefangen werden.

Über die erwähnten Begleiterscheinungen hinaus gibt es natürlich noch eine Reihe weiterer Nebeneffekte. Sie pflegen jedoch nach Häufigkeit und Ausprägung kaum ins Gewicht zu fallen. Stets sollte man aber seinen Arzt über alles informieren, damit er seine Therapieempfehlungen entsprechend anpassen kann.

# Weitere therapeutische Möglichkeiten

## Psychotherapie

Zwar haben die modernen Antidepressiva eine entscheidende Wendung in der Behandlung depressiver Krankheiten gebracht. Für einen dauerhaften Therapieerfolg kann jedoch auf die begleitende psychotherapeutische Behandlung nicht verzichtet werden. Die medikamentöse Therapie kann diese seelische Betreuung nicht ersetzen (was aber auch umgekehrt gilt, zumindest für endogene Depressionen).

Was ist nun Psychotherapie? Obgleich dieser Begriff in aller Munde ist, wird es immer schwieriger, ihn allgemein verbindlich zu definieren. Inzwischen gibt es so viele Einteilungsversuche nach Schulen und psychotherapeutischen Verfahren, daß selbst Fachleute jede Übersicht zu verlieren drohen. Deshalb sollte man sich an die einfachste, aber auch einprägsamste Definition halten, die besagt: Psychotherapie ist die Behandlung kranker Menschen mit psychologischen Mitteln.

Natürlich braucht der Psychotherapeut eine spezielle, meist sogar recht langwierige Ausbildung. Andererseits wurde Psychotherapie schon seit Jahrtausenden betrieben, bevor überhaupt der Begriff geprägt wurde. So gesehen ist Psychotherapie – in welcher Form auch immer – vor allem eine Sache des Herzens und der Zuwendung und erst in zweiter Linie der Spezialausbildung. Deshalb betreibt im Grunde jeder Psychotherapie, der sich eines kranken Menschen mit dem Ziel annimmt, ihm seelisch weiterzuhelfen. Man soll also nicht voreilig resignieren und sagen: Ich bin nicht speziell geschult, da lasse ich lieber die Finger weg. Wenn ein Mensch in Not ist, frage man nicht seinen Verstand, sondern sein Herz – und man wird das richtige tun. Schwierig kann es dort werden, wo man sich eine unkontrollierte Halbbildung angeeignet hat, die man glaubt anwenden zu müssen. Das kann mehr schaden als nutzen, wie die Fachleute später häufig registrieren müssen. Wenn man sich aber an den selbstlosen, unkomplizierten und aufrichtigen Beistand von Mensch zu Mensch hält, kann man nichts falsch machen. Im Gegenteil: Auch der Psychotherapeut ist darauf angewiesen, daß sein in Psychotherapie stehender Patient zu Hause, in der Nachbarschaft und am Arbeitsplatz seelisch von anderen mitgetragen wird, damit er sich wieder fangen kann. Das ist unser aller Aufgabe.

Welche speziellen psychotherapeutischen Verfahren der behandelnde

Arzt in Praxis oder Klinik dann einsetzt, hängt vom Zustand des Patienten, der Ausbildung des Therapeuten und den Möglichkeiten der entsprechenden Institution ab. Am häufigsten wird es die Gesprächspsychotherapie sein, aber auch Gruppentherapie, Beschäftigungs-, Arbeits- sowie Musiktherapie, ferner entspannende Verfahren (Autogenes Training, Yoga) usw. Auch die Paar- oder Familientherapie gewinnt immer mehr an Bedeutung, wenn man das engere soziale Umfeld des Patienten einbeziehen will oder muß.

## Physiotherapie

Es ist eine alte Erfahrung, daß eine regelmäßige und angepaßte körperliche Ertüchtigung Selbstvertrauen und Selbstzufriedenheit stärkt, zu einer positiven Einstellung zum eigenen Körper verhilft, die Lebensfreude steigert, die Stimmung stabilisiert sowie Streßfolgen, insbesondere Nervosität und Schwunglosigkeit, abbaut. Es kann sogar zu einem stimmungsmäßigen Hochgefühl kommen – allein durch körperliche Aktivität.

Deshalb bemühen sich nicht zuletzt die psychiatrischen Fachkliniken mit Krankengymnastinnen und Sportlehrern auf den Stationen, in klinikeigenen Turnhallen, auf Trimm-Dich-Pfaden, in Schwimmbädern und Reithallen seelisch Kranke wieder körperlich zu trainieren, um damit deren geistig-seelische Kräfte zu beleben. Natürlich sind noch viele wissenschaftliche Fragen ungeklärt: Doch der Erfolg gibt den Therapeuten recht. Dies sollte jeden zur Nachahmung anregen, auch bei ambulanter Therapie.

Spazierengehen (»Gesundmarsch«), Wandern und Radfahren, Bewegungsspiele und Schwimmen kann man (in Maßen und langsam steigernd) selbst vornehmen, am besten unterstützt durch einen oder mehrere Familienangehörige. Daneben kann der Arzt bei Bedarf Nacken- und Rückenmassage (Verspannungen), Kneipp'sche Anwendungen, medizinische Bäder, spezielle krankengymnastische und sogenannte bioenergetische Übungen verordnen. Derlei pflegt in der Regel keine sofortigen spektakulären Erfolge einzuleiten, hat aber – konsequent praktiziert – auf längere Sicht einen geradezu segensreichen (und vor allem nebenwirkungsarmen) Effekt, hilft dem krankgeschriebenen Depressiven zu Hause den Tagesablauf besser zu strukturieren und leitet in vielen Fällen dazu über, einige – inzwischen liebgewonnene – Verfahren auch in die gesunden Tage zu übernehmen, in denen man ansonsten glaubt, »aus Zeitgründen« darauf verzichten zu können.

## Therapeutischer Schlafentzug

Schließlich soll noch auf ein Verfahren hingewiesen werden, das sich nicht nur in den Fachkliniken, sondern sogar ambulant langsam durchsetzt. Durch zufällige Patientenberichte wußte man schon länger, daß sich einzelne Depressive nach einer ganz oder teilweise durchwachten Nacht oft wesentlich besser fühlten. Das erschien zunächst paradox, litten doch solche Kranke ohnehin unter ihren Schlafstörungen.

Nach weitergehenden systematischen Untersuchungen fand man schließlich, daß sich bei vielen Patienten mit endogenen und teilweise auch mit psychogenen Depressionen eine wesentliche Besserung der quälenden depressiven Symptome durch sogenannten Schlafentzug erreichen ließ. Das betraf vor allem die depressive Verstimmung selbst, die Hemmung, die Angst- und Erregungszustände und auch die Suizidneigung. Auch zeigte sich, daß trotz einiger Rückfälle insgesamt die Depressionstiefe zurückging. Eine völlige Genesung war hingegen nur selten zu erreichen. Dagegen zeigte die Kombination von Schlafentzug und antidepressiv wirkenden Medikamenten einen zum Teil erfreulichen Erfolg.

Über den Wirkungsmechanismus gibt es bisher noch keine allgemein anerkannte Theorie. Für den Patienten reicht es jedoch zu wissen, daß es sich um eine unschädliche und mit nur relativ wenig Nebenwirkungen behaftete Behandlungsmethode handelt (z. B. verstärkte Tagesmüdigkeit, Benommenheit, Gereiztheit, einige körperliche Beschwerden), die nicht nur stationär, sondern auch ambulant durchgeführt werden kann. Am besten ist es jedoch, wenn der Patient das Verfahren zuerst in der Klinik kennengelernt hat. Einige Ärzte schicken ihre Patienten auch bei ambulanter Betreuung für die bewußte schlaflose Nacht in die Klinik, wo sie abends aufgenommen und morgens nach dem Frühstück wieder entlassen werden. Denn das entscheidende ist eine wirklich schlaflose Nacht. Wer auch nur kurz einnickt (und diese Gefahr besteht zu Hause selbst bei »schlaflosen« Depressiven), stellt die Wirkung in Frage. Auch darf nach der durchwachten Nacht am nächsten Tag nicht geschlafen werden. Der Patient kann also erst zur regulären Abendstunde wieder ins Bett.

Wer nach Rücksprache mit seinem Arzt einen Schlafentzug zu Hause

versuchen will, sollte dies – der besseren Kontrolle und Unterhaltungs-
möglichkeit wegen – am ehesten mit einem Angehörigen versuchen.
Dieser pflegt dann am nächsten Morgen völlig erschöpft zu sein – im
Gegensatz zu dem sonst so hinfällig wirkenden Depressiven.


## Pflanzliche Mittel

In unserem Blick in die Medizingeschichte wurde deutlich, daß die
Pflanzenheilkunde über Tausende von Jahren dem Menschen in seiner
Not geholfen hat. Angesichts der bedeutsamen Fortschritte in der De-
pressionsbehandlung mit modernen Antidepressiva stellt sich nun die
Frage, ob heute noch pflanzliche Arzneimittel, die Phytotherapeutika,
berechtigt sind.
Seit sich aus der uralten Kräuterheilkunde in den letzten Jahrzehnten
eine Wissenschaft entwickelt hat und bedeutende Forscher aus Pharma-
zie, Chemie und Medizin immer mehr in die Geheimnisse pflanzlicher
Wirkstoffe eindringen konnten, kann man diese Frage bejahen. Allerdings erfordert die wirkungsvolle Anwendung pflanzlicher Mittel einen
hohen Kenntnisstand in bezug auf Inhaltsstoffe und Wirkung. Denn in
jeder Pflanze steckt eine Fülle organisch-chemischer Verbindungen,
von denen man bisher erst einen kleinen Teil erforschen konnte.
Da es in den letzten Jahren zu einer regelrechten Renaissance phytothe-
rapeutischer Produkte gekommen ist und – nicht nur unter der Bevölkerung, sondern auch unter vielen Ärzten – ein wachsendes Interesse für
Pflanzenheilmittel registriert werden kann, gewinnt diese Therapierich-
tung nicht nur an wissenschaftlicher, sondern auch praktischer Bedeutung. Das ist durchaus zu begrüßen, denn chemische Psychopharmaka
und pflanzliche Heilmittel mit Psychopharmaka-Effekt können sich
sinnvoll ergänzen. Im allgemeinen wird die Wirkung der Phytopharmaka milder sein und sich erst nach längerem kurmäßigem Gebrauch
zeigen. Nebenwirkungen werden, wenn überhaupt, nur andeutungs-
weise auftreten. Man muß aber wissen, daß ein pflanzliches antidepressiv wirksames Mittel alleine, z. B. bei einer endogenen Depression, keinen therapeutischen Umschwung bringen kann. Der Schwerpunkt der
Phytopharmaka liegt vielmehr bei der großen Gruppe der diagnostisch
schwer festzulegenden depressiven Befindensschwankungen bis hin
zum sogenannten psychovegetativen Syndrom mit seiner Vielgestaltigkeit und seiner Unzahl meist »nervöser« Störungen.
Deshalb sollten – wie in den vergangenen Jahrhunderten auch – weiter

hin Teebereitungen und Phytopharmaka eingesetzt werden: bei leichteren Verstimmungszuständen Johanniskraut, Melisse, bei Unruhe- und Erregungszuständen Baldrianwurzel, Passionsblume oder Kamille, bei nervöser Erschöpfung Baldrian, Salbei, Rosmarin, Johanniskraut sowie Kamille, bei Schlafstörungen Baldrian, Kamille, Pfefferminze, Weißdorn und Passionsblume.

Der Nutzen liegt vor allem im richtigen Gebrauch und in der wechselseitigen oder gemeinsamen Verwendung von Psychopharmaka und pflanzlichen Heilmitteln. Bei offensichtlich leichteren Befindensschwankungen, die nicht durch die natürlichen Selbstheilungskräfte oder entsprechende Maßnahmen überwunden werden können, sind Phytopharmaka sinnvoll. Die Grenzen zum therapeutischen Bedarf an Psychopharmaka zieht grundsätzlich der Arzt, in dessen Hand auch die Behandlung mit pflanzlichen Produkten liegen sollte.

# Ausblick

Traurigkeit und »unerklärliche« Stimmungsschwankungen gehören zu den Höhen und Tiefen des täglichen Lebens – seit Menschengedenken. Aber auch depressive Zustände sind häufig; sie scheinen sogar zugenommen zu haben. Das ist jedoch – wie wir in diesem Buch gezeigt haben – kein Grund zu Angst oder Resignation. Auch Depressionen zählen zu den Erfahrungen des menschlichen Daseins – seit jeher. Viele bedeutende Persönlichkeiten aus Politik, Kultur, Wissenschaft usw. mußten sich mit ihnen auseinandersetzen. Dies hat sie – trotz der erschwerten Bedingungen, unter denen man früher der Schwermut ausgesetzt war – nicht hindern können, Großes auf ihrem Gebiet zu leisten. Das ist tröstlich und wegweisend zugleich und sollte uns ermutigen, nicht die Hoffnung zu verlieren. Im Gegenteil: Man nimmt an, daß es nicht zuletzt besonders differenzierte, beflissene, freundlich-hilfsbereite und aktive Menschen sind, die von Depressionen heimgesucht werden.

Außerdem haben sich die Zeiten und damit die Bedingungen gewandelt: Vor noch nicht einmal 30 Jahren mußte man eine Depression in voller Dauer und Ausprägung durchstehen. Was das in Millionen von Krankheitsfällen bedeutete, können heute nur die selber Betroffenen und ihre

Angehörigen ermessen. Inzwischen aber verfügen wir über wirkungsvolle Medikamente und pflegen Psychotherapie und soziotherapeutische Maßnahmen immer gezielter und effektiver einzusetzen.

Daran sollten wir stets denken, wenn wir zu verzweifeln drohen. Wie viele Depressive wußten früher nicht einmal, »was mit ihnen los war«, gerieten unter äußeren Druck oder machten sich – unaufgeklärt – noch selber Vorwürfe. Was waren das für schwere Zeiten. Zwar blieb den Betroffenen seit jeher ein Trost, der immer noch gilt: Depressionen – mögen sie noch so qualvoll sein – vergehen wieder, und es bleibt nichts zurück. Nur kann man heute das »gefürchtetste aller Leiden« relativ schnell und sicher zum Abklingen bringen. Zwar neigen wir jetzt wieder – gemäß dem Stil unserer Zeit – zu Ungeduld und einer unkritischen Anspruchshandlung. Doch ein Blick »zurück« öffnet uns hier schnell die Augen und lehrt uns etwas Dankbarkeit.

Depression ist kein unabänderliches Schicksal mehr. Die Medizin hat große Fortschritte gebracht. Das dafür notwendige Wissen zu erwerben und das rechtzeitige »Daran-Denken« anzuregen, sind der Sinn dieses Büchleins und der Wunsch seiner Autoren.

# TEIL IV

## Kleines Wörterbuch der wichtigsten Depressionsbegriffe

## Stichwortverzeichnis

**Affekt:** stärkere, meist nur kurz anhaltende Gefühlswallung. Beispiel: Zorn, Wut, Haß, Freude u. a.

**affektive Psychose:** gleiche Bedeutung wie endogene Depression.

**Affektpsychose:** gleiche Bedeutung wie affektive Psychose bzw. endogene Depression.

**agitiert:** unruhig, nervös, gespannt, fahrig, ruhelos, »innerlich vibrierend«.

**agitierte Depression:** depressives Zustandsbild jeglicher Ursache (psychogen, endogen, somatogen), bei dem im äußeren Erscheinungsbild ängstliche Unruhe, Spannung, Getriebenheit u. a. im Vordergrund stehen.

**Altersdepression:** allgemeiner Begriff für Depression im höheren Lebensalter.

**anankastische Depression:** meist als Begriff für endogene Depression mit zwanghafter Persönlichkeitsstruktur verwendet.

**Antidepressiva:** Arzneimittel gegen Depressionen.

**Antipsychotika:** gleiche Bedeutung wie Neuroleptika.

**antipsychotisch:** (bei Medikamenten:) wirksam gegen eine Psychose.

**Anxiolytika:** gleiche Bedeutung wie Tranquilizer.

**Apathie:** gefühllos, teilnahmslos, ohne spontane Aktivität.

**Ataraktika:** gleiche Bedeutung wie Tranquilizer.

**atypische Psychose:** Endogene Psychose, die sowohl ein manisches und / oder depressives als auch schizophrenes Beschwerdebild bietet.

**Begleitdepression:** körperlich begründbare (somatogene) Depression durch ein Leiden, das das Gehirn indirekt schädigt.

**Begleiterscheinungen:** gleiche Bedeutung wie Nebenwirkungen.

**Beipackzettel:** Packungsbeilage, die das Gesetz für Arzneimittel vorschreibt. Wendet sich sowohl an den Patienten als auch an den Arzt und ist deshalb zwangsläufig weder für die eine noch für die andere Seite ideal. Enthält vom Gesetzgeber vorgeschriebene Angaben über die Zusammensetzung des Medikaments, ferner Nebenwirkungen, Wechselwirkungen mit anderen Arzneimitteln, Gegenanzeigen u. a. Häufigste Kritikpunkte: unverständliche Fachbegriffe für Laien, juristisch ausgefeilte und vom Haftungsrecht beeinflußte Formulierungen, oftmals unleserlich (zu kleine Schrift für ältere Patienten), teilweise unklare Erläuterungen. Reformvorschläge sind in Arbeit.

**Benzodiazepine:** die am häufigsten verwendete Stoffklasse aus der Wirkgruppe der Tranquilizer (Beruhigungsmittel).

**bipolare affektive Psychose:** Endogene Psychose, die bipolar verläuft, d. h. manische und depressive Phasen wechseln sich meist unregelmäßig ab.

**bipolare Depression:** gleiche Bedeutung wie bipolare affektive Psychose.

**chronische reaktive Depression:** Depressives Zustandsbild, das auf eine Entwurzelung bzw. Zerstörung aller psychosozialen Beziehungen eines einzelnen oder einer ganzen Bevölkerungsgruppe zurückgeht (z. B. Konzentrationslager).

**Demenz:** erworbener Schwachsinn mit sich meist schleichend entwikkelnden körperlichen Einbußen sowie einer Wesensänderung.

**depressiogen:** depressionsauslösend oder depressionsanstoßend.

**depressive Entwicklung:** psychogene Depression, die sich meist als reaktive, neurotische Depression oder Erschöpfungsdepression äußert. Bahnend wirkt eine neurotische Persönlichkeitsstruktur sowie bestimmte auslösende Umweltreize (gefühlsmäßige Dauerbelastung, entlastungslose Überforderung).

**depressive Erlebnisreaktion:** gleiche Bedeutung wie reaktive Depression.

**depressive Neurose:** gleiche Bedeutung wie neurotische Depression.

**depressive Persönlichkeitsstörung:** Seelische Störung bei Menschen, die meist bedrückt und gehemmt wirken, still und zurückhaltend sind, keine Freude erkennen lassen, vom Leben nicht viel erwarten, skeptisch bis pessimistisch eingestellt scheinen oder am Sinn des Lebens zweifeln. Die trübe Gestimmtheit verbirgt sich mitunter hinter der Maske von Angepaßtheit und scheinbarer Gelassenheit.

**depressive Psychose:** gleiche Bedeutung wie endogene Depression.

**depressive Reaktion:** gleiche Bedeutung wie reaktive Depression.

**depressive Rückbildungspsychose:** gleiche Bedeutung wie Involutionsdepression.

**depressive Schizophrenie:** endogene Psychose aus der Gruppe der Schizophrenien mit depressivem Beschwerdebild.

**depressives Syndrom:** Jede Depression, gleich welcher Ursache (psychogen, endogen, somatogen) äußert sich in einem Syndrom, also einer Zusammenstellung verschiedener seelischer und körperlicher Symptome.

**Devitalisierung der Depression:** Beeinträchtigung aller Vitalgefühle, vor allem bei endogener Depression. Diese besonders als »leibnah« empfundenen Störungen äußern sich in einer Hemmung bzw. Herabsetzung von Wohlbehagen, Widerstandskraft, Antrieb, Tatendrang u. a. (unzutreffend auch als Vitalisierung bezeichnet).

**Dysthymie:** ältere Bezeichnung für Depression mit Denkhemmung und hypochondrischen Beschwerden sowie Angst und mißmutig-gereizter Verstimmung.

**Emotion:** Gemütsbewegung, Gefühl.

**endogen:** von »innen«, aus dem Organismus heraus, aber ohne erkennbare bzw. nachweisbare körperliche Ursache. Unter anderem auf erblichen Faktoren beruhende Krankheitsursache.

**endogene Depression:** »klassischer« Typ der Depressionen, unter dem Begriff der Melancholia bis in die Antike zurückverfolgbar. Folgende Merkmale werden als charakteristisch bezeichnet: erbliche Belastung, Schlafstörung (vor allem Früherwachen), Stimmungstief am Morgen mit abendlicher Aufhellung, hypochondrische Wahnideen, Krankheits-, Verarmungs- und Versündigungswahn, selbstzerstörerische Impulse, Neigung zu Selbstbeschuldigung, Suizidgefahr, nicht selten seelisch oder körperlich begründbare Auslöser sowie eine bestimmte (phasische) Verlaufsform.

**endo(geno)morphe Depression:** gleiche Bedeutung wie endogene Depression.

**endoneurotische Depression:** endogene Depression mit gleichrangig erscheinenden neurotischen Krankheitszeichen. Form der sogenannten mehrschichtigen Depression.

**endoreaktive Depression:** endogene Depression, bei der ein äußerer Auslöser (seelisch, körperlich, psychosozial) von entscheidender Bedeutung ist.

**Entlastungsdepression:** Nicht nur Belastung, sondern auch Entlastung nach vorangegangener dauernder Überlastung vermag depressive Verstimmungen auszulösen. Dabei bedeutet die Entlastung bereits wieder eine neue Belastung.

**Entwurzelungsdepression:** ähnliche Bedeutung wie chronische reaktive Depression. Bei Flüchtlingen, Kriegsgefangenen, Zwangsinternierten.

**erlebnisreaktive Depression:** gleiche Bedeutung wie reaktive Depression.

**Erschöpfungsdepression:** psychogene Depression in Form einer depressiven Entwicklung. Bahnend wirken eine neurotische Persönlichkeitsstruktur sowie bestimmte auslösende Umweltreize (gemütsmäßige Dauerbelastung).

**exogene Depression:** ähnliche Bedeutung wie somatogene Depression.

**Freitod:** gleiche Bedeutung wie Suizid.

**Frustration:** lat.: frustra = vergebens. In psychoanalytischer Sicht: Versagung, aufgezwungener Verzicht auf Befriedigung von Triebwünschen. Umgangssprache: Enttäuschung.

**Halluzinationen:** Sinnestäuschungen ohne wirkliches Wahrnehmungsobjekt.

**Hypochondrie:** sachlich nicht begründbare, ängstliche Befürchtungen oder Vermutungen, krank zu sein oder krank zu werden.

**Hysterie:** Neurotische Störung, die entweder durch ein vielfältiges körperliches Beschwerdebild ohne organische Grundlage (z. B. hysterische Erblindung, Lähmung, Sprachlosigkeit u. a.) oder durch eine bestimmte (ichbezogene, geltungsbedürftige, kindlich wirkende, unreife) Persönlichkeitsstruktur charakterisiert ist.

**hysterisch:** die Hysterie betreffend. Im Volksmund auch zur Charakterisierung eines demonstrativ dramatischen Gebarens bzw. von »Schauspielerei« benützt.

**hysterische Depression:** begrifflich unscharfe Bezeichnung, mitunter der endogenen, meist der neurotischen Depression zugeordnet. Eine Depression, die vor allem durch ein hysterisches Beschwerdebild charakterisiert ist.

**Involutionsalter:** Zeitraum zwischen mittlerem Erwachsenenalter und »drittem Lebensalter« (50–70).

**Involutionsdepression:** endogene Depression im Involutionsalter. Dabei finden sich so gut wie ausschließlich depressive Phasen mit z. T. langem Verlauf.

**Jammerdepression:** früher für die agitierte endogene Depression verwendet.

**klimakterische Depression:** depressiver Zustand während der Wechseljahre (Klimakterium). Kein einheitliches Krankheitsbild. Wahrscheinlich Kombination aus hormoneller Umstellung und psychoreaktiven Verstimmungszuständen.

**kurzdauernde depressive Reaktion:** bedeutungsgleich mit reaktiver Depression.

**lachende (auch lächelnde) Depression:** kein fachlicher Depressionsbegriff. Soll lediglich darauf hinweisen, daß ein Depressiver nicht grundsätzlich traurig sein muß, sondern auch durch eine heitere Fassade – bewußt oder unbewußt – über sein depressives Erleben hinwegtäuschen kann.

**längerdauernde depressive Reaktion:** bedeutungsgleich mit depressiver Entwicklung.

**larvierte Depression:** depressives Zustandsbild, das sich hinter der Maske (lat.: larva) körperlicher Beschwerden verbirgt. Dabei kann es sich um psychogene, endogene oder somatogene Depressionen handeln.

**major tranquilizer:** gleiche Bedeutung wie Neuroleptikum.

**Manie:** affektive Psychose, meist als manisch-depressive Erkrankung, seltener als Manie allein. Krankheitsbild: heitere Grundstimmung, unbegründeter strahlender Optimismus, gehobenes Lebensgefühl; manchmal Gereiztheit (gereizte Manie). Ferner Antriebsüberschuß (Rede- und Schreibdrang, kein Schlafbedürfnis), Enthemmung, erhöhte Triebhaftigkeit, vermehrte Ablenkbarkeit, Ideenflucht, Selbstüberschätzung, gesteigertes körperliches Wohlbefinden. Keinerlei Krankheitsgefühl. Unüberlegte Geldausgaben, übereilte Geschäftsabschlüsse, Alkoholexzesse, unbedachte Schwängerungen bzw. Schwangerschaften. Dauer: wenige Tage bis mehrere Monate. Selten chronisch. In der Umgangssprache bezeichnet man als »manisch« entweder seltsame Gewohnheiten oder übertriebene Leidenschaft bzw. übersteigertes Hochgefühl.

**maniform:** Zustandsbild unterschiedlicher Ursache, das durch überbordende Aktivität oder stärkere seelisch-körperliche Erregung, durch Rede- und Schreibdrang u. a. gekennzeichnet ist, jedoch noch nicht eindeutig als Manie bezeichnet werden kann.

**manisch-depressive Erkrankung:** endogene Psychose mit manischen und depressiven Phasen, meist unregelmäßig abwechselnd.

**manisch-depressive Psychose:** gleiche Bedeutung wie manisch-depressive Erkrankung.

**maskierte Depression:** gleiche Bedeutung wie larvierte Depression.

**mehrschichtige Depression:** depressive Zustände, die sich nicht eindeutig der Gruppe der psychogenen, endogenen oder somatogenen Depressionen zuordnen lassen, die aber Bestandteile dieser Krankheitseinheiten aufweisen.

**Melancholie:** schon in der Antike zur Charakterisierung einer trübsinnigen Gemütsverfassung mit Grübelneigung sowie schwermütiger Verstimmung gebraucht.

**Menstruationspsychose:** während der Monatsblutung ausbrechende, meist kurzfristige Psychose mit überwiegend depressivem Beschwerdebild.

**minor tranquilizer:** gleiche Bedeutung wie Tranquilizer.

**Mischzustand, manisch-depressiver:** endogene Psychose, bei der sich depressive und manische Krankheitszeichen zugleich feststellen lassen.

**Mono-Amino-Oxidase-Hemmer (MAO-Hemmer):** aktivierende Antidepressiva.

**monophasische Depression:** endogene Depression mit einer einmaligen depressiven Phase ohne manisches Zustandsbild.

**monopolare Depression:** endogene Depression mit mehreren depressiven Phasen ohne manisches Zustandsbild.

**Nebenwirkung:** unerwünschte seelische, vor allem aber körperliche Begleiterscheinung einer medikamentösen Therapie.

**Neuroleptika:** psychotrope Substanzen mit umschriebener Wirkung auf Psychosen (vor allem sogenannte hochpotente Neuroleptika) und andere seelische Störungen wie Unruhe, Erregungszustände, Schlafstörungen u. a. (besonders sogenannte niederpotente Neuroleptika).

**Neurolytika:** gleiche Bedeutung wie Neuroleptika.

**Neuroplegika:** gleiche Bedeutung wie Neuroleptika.

**Neurose:** seelisch bedingte Gesundheitsstörung, deren Krankheitszeichen unmittelbare Folge oder symbolischer Ausdruck (z. B. Herzneurose) eines krankmachenden seelischen Konfliktes sind, der unbewußt bleibt.

**neurotische Depression:** psychogene Depression. Störung der seelischen Erlebnisverarbeitung, ausgelöst durch ganz oder teilweise verdrängte Konflikte.

**organische Depression:** körperlich begründbare, also somatogene Depression, die auf eine direkte strukturelle Veränderung des Gehirns zurückgeht.

**paranoid:** Zustandsbild, bei dem Wahnideen und Wahnwahrnehmungen vorkommen, zumeist bei paranoider Schizophrenie, gelegentlich stimmungsadäquat auch bei endogener Depression.

**periodisch:** (regelmäßig) wiederkehrend.

**Phase:** einzelne Erkrankungsepisode, meist im Rahmen einer endogenen Depression, einer manisch-depressiven Erkrankung u. a. Beim phasenhaften Verlauf bleibt (in der Regel) nichts zurück.

**phasische Depression:** endogene Depression mit phasischen depressiven Zuständen nach beschwerdefreien Intervallen.

**phasische Psychose:** In Phasen verlaufende Psychose. Beispiel: manisch-depressive Erkrankung, zykloide Psychose u. a.

**postpartale Depression:** gleiche Bedeutung wie Wochenbettdepression.

**primäre Depression:** ähnliche Bedeutung wie endogene Depression. Soll den Unterschied zur reaktiven, also sekundären Depression verdeutlichen.

**Pseudodemenz, depressive:** irrtümliche Annahme eines hirnorganischen Abbaus im höheren Lebensalter mit entsprechenden Krankheitszeichen. In Wirklichkeit jedoch eine Depression, die eine vorübergehende Demenz vortäuscht.

**Psyche:** Seele.

**psychogen:** aus den seelischen Abläufen erklärbar.

**psychogene Depression:** überwiegend seelisch ausgelöste bzw. seelisch verstehbare Depressionsform. Beispiel: reaktive Depression, neurotische Depression, depressive Entwicklung wie Erschöpfungsdepression u. a.

**Psycholeptika:** gleiche Bedeutung wie Neuroleptika.

**Psychopharmaka:** Arzneimittel mit psychotroper Wirkung auf das zentrale Nervensystem. Beispiele: Antidepressiva, Neuroleptika, Tranquilizer.

**psychoreaktive Depression:** gleiche Bedeutung wie reaktive Depression.

**Psychose:** Geisteskrankheit. Häufig gebrauchter, jedoch nicht exakt definierbarer und allgemein gleich verwendeter Begriff. Bezeichnung für verschiedene Formen seelischer Erkrankung, teils durch erkennbare Organ- oder Gehirnkrankheiten hervorgerufen (exogene Psychose), teils (noch) nicht körperlich nachweisbar (z. B. endogene Psychose wie beispielsweise die manisch-depressive Psychose). Zahlreiche Abwandlungen und Unterformen, je nach medizinischer Schulrichtung.

**psychotrop:** auf seelische Abläufe einwirkend (z. B. Psychopharmaka, Alkohol, Rauschdrogen).

**reaktive Depression:** psychogene Depression. Häufigste Depressionsform. Traurige oder ängstliche Verstimmungszustände, ausgelöst durch ein äußerliches, schmerzliches, vor allem nachvollziehbares Ereignis; vom Inhalt her stets um dieses Erlebnis zentriert. Dauer: Tage bis Wochen.

**Rückbildungsalter:** gleiche Bedeutung wie Involutionsalter.

**Rückbildungsdepression:** im Involutionsalter erstmalig auftretende endogene Depression.

**Rückbildungsmelancholie:** gleiche Bedeutung wie Involutionsdepression.

**saisonale Depression:** sogenannte Winterdepression, die von einer leichten bis mittelstarken Hochstimmung im Sommer abgelöst wird. Dauer: meist zwischen Oktober und Dezember. Vorwiegend Frauen jenseits des 20. Lebensjahres. Wahrscheinliche Ursache: winterlicher Lichtmangel. Therapieversuch: Lichttherapie.

**schizophrene Depression:** schizophrene Psychose mit depressiven Krankheitszeichen.

**Schwangerschaftsdepression:** während der Schwangerschaft auftretende und nach der Geburt wieder abklingende Depression, entweder endogener oder anderer Ursache.

**Sedativa:** generell beruhigende Medikamente, im speziellen gleiche Bedeutung wie Tranquilizer.

**sedieren:** beruhigen, ruhigstellen, dämpfen.

**senile Depression:** allgemeiner Begriff für Depression im höheren Lebensalter.

**somatisch:** körperlich, auf körperlichen Vorgängen beruhend. Im Gegensatz zu psychisch = seelisch.

**Somatisierung:** Umwandlung seelischer Konflikte, Störungen oder Erkrankungen in körperliche Leiden (Organerkrankungen).

**somatogene Depression:** Überbegriff für alle körperlich begründbaren Depressionen, die heute in symptomatische und organische Depressionen untergliedert werden.

**Spätdepression:** gleiche Bedeutung wie Involutionsdepression.

**Spätzyklothymie:** meist gleiche Bedeutung wie Involutionsdepression.

**Stimmung:** längerdauernder Gefühlszustand, meist abhängig von der seelisch-körperlichen Gesamtverfassung. Zu unterscheiden vom kurzdauernden Affekt. Charakteristische Stimmungen sind Gereiztheit, Fröhlichkeit, Traurigkeit u. a.

**Stimmungslabilität:** rascher und schwer beherrschbarer Wechsel der Stimmungslage, je nach Stimmung, Denkinhalten, Gesprächsthema u. a. Evtl. rasches Umschlagen in Weinen oder (übertriebenes) Lachen bzw. beides zusammen.

**Stimmungsschwankungen:** rascher, meist nicht begründbarer Wechsel der Stimmung, oft als depressive Stimmungslage. Bei häufigen Stimmungsschwankungen spricht man von Stimmungslabilität.

**Stupor:** Erstarrung, Betäubung, Fehlen jeglicher seelischer oder körperlicher Aktivität trotz wachem Bewußtseins.

**Suizid:** neutraler und deshalb in der Wissenschaft am weitesten verbreiteter Begriff für Selbstmord.

**suizidal:** suizidgefährdet, d. h. es drohen Selbsttötungsabsichten.

**Suizidalität:** Suizidneigung.

**Suizidant/Suizident:** Selbstmörder.

**Symptom:** Krankheitszeichen.

**symptomatische Depression:** somatogene Depression. Begleitdepression bei körperlichen Erkrankungen und als Folge eines körperlichen Leidens, das das Gehirn indirekt schädigt.

**Syndrom:** Gruppe verschiedener seelischer und/oder körperlicher Symptome.

**therapieresistente Depression:** depressives Zustandsbild, das nicht befriedigend auf eine antidepressive Behandlung mittels Medikamenten, Psychotherapie, Soziotherapie u. a. anspricht. Häufig Verdacht auf mangelnde Mitarbeit durch den Patienten und seine Angehörigen.

**Thymeretika:** antriebssteigernde Antidepressiva.

**Thymoanaleptika:** antriebssteigernde Antidepressiva.

**thymogen:** gefühlsmäßig, emotional.

**Thymolepsie:** Stimmungshebung.

**Thymoleptika:** gleiche Bedeutung wie Antidepressiva.

**Tranquilizer:** Beruhigungsmittel. Heute meist vom Typ der Benzodiazepine. Können abhängig machen.

**Trauerarbeit:** Begriff aus der Psychoanalyse. Innerseelischer Vorgang, sich von einem persönlichen Verlust langsam zu lösen. Mißglückt die Trauerarbeit und gelingt keine echte dauerhafte Lösung, kann es zu (neurotisch bedingten) Depressionszuständen kommen.

**Trauma:** starke seelische Erschütterung oder seelischer Schock.

**Traurigkeit:** niedergedrückte Stimmung nach schwerwiegendem Verlust oder Schicksalsschlag. Auch als Bezeichnung für krankhafte Verstimmung bei depressiven Zuständen jeglicher Ursache verwendet. Unterscheidung zwischen Traurigkeit und reaktiver Depression wird meist durch Dauer und Intensität des entsprechenden Zustandes bzw. durch Behandlungswunsch des Betroffenen getroffen.

**Umzugsdepression:** depressives Zustandsbild, das in Zusammenhang mit einem Wohnungswechsel auftritt.

**unipolare Depression:** endogene Depression mit mehreren depressiven Phasen ohne manisches Zustandsbild.

**vegetativ:** vom lat.: beleben. Dem Willen nicht unterliegend; die Funktion des vegetativen, d. h. nicht willentlich beeinflußbaren, Nervensystems betreffend.

**vegetativ-dystone Depression:** ähnliche Bedeutung wie larvierte Depression.

**vegetative Depression:** depressives Zustandsbild, bei dem körperliche Krankheitszeichen das Bild beherrschen. Ähnliche Bedeutung wie larvierte Depression.

**verkannte Depression:** gleiche Bedeutung wie larvierte Depression.

**Verlustdepression:** meist endogene Depression, die durch einen wirtschaftlichen Verlust ausgelöst wurde.

**Verstimmung:** jede Abweichung von der gewohnheitsmäßigen Stimmungslage.

**Verstimmung, reaktive:** depressive Stimmungsschwankungen nach belastenden Ereignissen, meist kurzfristig.

**vitale Depression:** meist für endogene Depressionen verwendet, bei denen eine Beeinträchtigung der Vitalgefühle vorliegt.

**Vitalgefühle:** allgemeine leibliche Empfindungen, die jedoch nicht bestimmten Körperorganen zugeordnet sind wie beispielsweise Hunger, Durst, sexuelle Erregung u. a. In negativer Hinsicht handelt es sich um unbestimmte Schmerz-, Druck- oder Beengungsgefühle, vorwiegend im Kopf, Brustkorb oder im Magenbereich.

**Wahnideen, depressive:** vor allem bei endogener Depression auftretende Wahnideen, die mit der depressiven Stimmungslage in Zusammenhang stehen: Versündigungswahn (der Depressive hat sich gegen Gott oder eine andere moralische Instanz versündigt), depressive Wahnwahrnehmungen, Beziehungswahn (man sieht ihm seine Schandtaten an, alle wissen davon) u. a.

**Weihnachtsdepression:** nichtwissenschaftlicher Begriff für die angebliche Häufung von depressiven Zuständen während der Weihnachtszeit.

**Winterdepression:** gleiche Bedeutung wie saisonale Depression.

**Wochenbettdepression:** sowohl für den häufigen ›Heultag‹ um den dritten Tag nach der Geburt als auch für die psychotische Depression während des Wochenbettes verwendet, die oft erst in der zweiten Woche nach der Geburt ausbricht. Rückfallgefahr sowohl im Rahmen weiterer Geburten als auch schwangerschafts*un*abhängig.

**zirkuläre Depression:** früher auch als zirkuläres Irresein bezeichnet. Endogene Depression, bei der sich manische und depressive Phasen in meist unregelmäßigen Abständen abwechseln.

**zirkulärer Verlauf:** manisch-depressive Erkrankung mit lückenlos abwechselnden manischen und depressiven Phasen ohne gesunde Zwischenzeit.

**zirkuläres Irresein:** veralteter Ausdruck für zirkuläre Depression.

**Zwangsdepression:** gleiche Bedeutung wie anankastische Depression.

**zyklische Depression:** endogene Depression, bei der sich depressive und manische Phasen abwechseln.

**zykloid:** Zeiten gehobener Stimmung mit Überaktivität wechseln mit Stimmungstief und Leistungseinbuße ab.

**zykloide Psychose:** endogene Psychose mit phasischem Verlauf.

**Zyklophrenie:** gleiche Bedeutung wie manisch-depressive Psychose.

**Zyklothymie:** aus historischer Sicht vielfältige Definitionen. Im heutigen Sprachgebrauch am ehesten gleiche Bedeutung mit manisch-depressive Psychose.

# Stichwortverzeichnis